E.-M. Baur M. Greschner L. Schaaf

Praktische Tips für die Medizinische Doktorarbeit

Springer

Berlin
Heidelberg
New York
Barcelona
Budapest
Hongkong
London
Mailand
Paris
Santa Clara
Singapur
Tokio

E.-M. Baur M. Greschner L. Schaaf

Praktische Tips für die

Medizinische Doktorarbeit

Dritte, überarbeitete Auflage

Springer

Dr. med. Eva-Maria Baur
Abteilung für Allgemeinchirurgie, Kreiskrankenhaus
Auenstraße 6, 82467 Garmisch-Partenkirchen

Dr. med. Martin Greschner
Urologische Klinik, Klinikum Mannheim
Theodor-Kutzer-Ufer, 68135 Mannheim

Dr. med. Ludwig Schaaf
Zentrum der Inneren Medizin, Abt. für Endokrinologie
Theodor-Stern-Kai 7, 60590 Frankfurt

ISBN 3-540-60564-9 Springer-Verlag Berlin Heidelberg New York

ISBN 3-540-59002-1 2. Auflage Springer-Verlag Berlin Heidelberg New York

Die Deutsche Bibliothek - CIP-Einheitsaufnahme
Baur, Eva-Maria:
Praktische Tips für die medizinische Doktorarbeit / E.-M. Baur; M. Greschner; L. Schaaf. - 3., überarb. Aufl. - Berlin; Heidelberg; New York; Barcelona; Budapest; Hongkong; London; Mailand; Paris; Santa Clara; Singapur; Tokio; Springer, 1996
ISBN 3-540-60564-9
NE: Greschner, Martin; Schaaf, Ludwig

Umschlaggestaltung: Struve & Partner, Atelier für Gestaltung, Heidelberg
Satz: Reproduktionsfertige Vorlage von Baur und Greschner
SPIN: 10633758 15/3133-5 4 3 2 1 – Gedruckt auf säurefreiem Papier

Vorwort

In der medizinischen Fakultät ist es üblich, das Studium durch eine Doktorarbeit abzurunden und damit zum “Dr. med.” zu promovieren. Das Medizinstudium ist in seiner heutigen Form weitgehend verschult. Deshalb ist das Verfassen einer zusammenhängenden Arbeit, die auch eine Menge Eigeninitiative erfordert, für den promotionswilligen Studenten oft schwierig. Es ist nicht leicht, ein gutes Thema und eine Arbeitsgruppe mit angenehmer Atmosphäre zu finden. Eine entscheidende Voraussetzung für eine Promotion ist eine gute Zusammenarbeit zwischen Doktorand und Betreuer. In diesem Sinne möchte das Buch helfen, wissenschaftliches Arbeiten zu einer interessanten Abwechslung des Studienalltags werden zu lassen. Es wendet sich vor allem an Studenten der Humanmedizin, aber auch der Zahn- und Veterinärmedizin, die sich dieser Herausforderung stellen möchten.

Das Buch fand großen Anklang; deshalb ist jetzt bereits eine dritte, gründlich überarbeitete Auflage notwendig. Wir hoffen, daß unser Ratgeber der einen oder anderen Promotion zum erfolgreichen Abschluß verholfen hat.

Die Leserinnen und Leser werden bemerken, daß in diesem Buch immer wieder die Rede von *dem* Doktoranden und *dem* Doktor*vater* ist. Es ist uns bewußt, daß es auch *die* Doktorandin und *die* Doktor*mutter* heißen könnte. Der sprachlichen Einfachheit wegen haben wir jedoch darauf verzichtet, jeweils beide Formen zu nennen.

In den Anhängen haben wir neben einer Synonymwörterliste und einem Adressverzeichnis auch die wichtigsten medizinischen Fachzeitschriften mit ihren offiziellen Abkürzungen genannt.

Wir hoffen, daß dieses Buch eine kleine Hilfestellung auf dem Weg zum “Dr. med.” ist.

Januar 1996 Die Autoren

Danksagung

Wie bei den meisten Büchern gibt es auch bei diesem Werk viele Helfer im Hintergrund, die uns tatkräftig unterstützt haben. Für die kritische Durchsicht einzelner Kapitel oder des gesamten Buches unter inhaltlichen und formalen Gesichtspunkten danken wir A. Baur, D. Caci, T. Gierke, J. Greschner, W. Hermann und P. Hoffmann. A. Gebauer und T. Herrmann haben uns einige gute Ideen und Vorschläge zur Verwirklichung dieses Buches geliefert. P. Ahrens und A. Heinecke haben sich viel Mühe bei der Durchsicht der Kapitel zur Literaturrecherche bzw. Statistik gemacht.

Andreas Hupp gebührt besonderer Dank für seine ausgezeichneten Illustrationen.

Der Pizzabäcker am Eck hat in den vielen Stunden der Manuskripterstellung für die Gewährleistung der Kalorienzufuhr gesorgt.

Dieses Buch wurde mit WordPerfect für Macintosh erstellt. Wir danken der Firma Novell/WordPerfect für die freundliche Überlassung des Programms.

Unser besonderer Dank gilt dem Springer-Verlag für die Verwirklichung des Projekts. Frau Repnow und Frau Wolf gaben uns viele Anregungen und Hilfestellung bei den bisherigen Projekten. Wir wünschen jedem Doktoranden eine ähnlich gute Zusammenarbeit mit seinem Doktorvater.

Eva-Maria Baur
Martin Greschner
Ludwig Schaaf

Inhaltsverzeichnis

1 Doktorarbeit – warum, wann, wo?

1.1 Was bringt die Promotion außer dem Titel?

In geisteswissenschaftlichen oder in rein naturwissenschaftlichen Fächern hat die *Promotion* einen völlig anderen *Stellenwert* als in der medizinischen Fakultät. Sie ist dort vor allem eine zusätzliche Qualifikation nach dem Studienabschluß und wird fast immer im Rahmen einer Hochschulassistentenstelle angefertigt. Die medizinische Doktorarbeit ist in diesem Zusammenhang am ehesten einer Diplomarbeit in den oben genannten Fächern vergleichbar. Heutzutage ist es im Rahmen des Medizinstudiums üblich, eine wissenschaftliche Arbeit anzufertigen, obwohl dies für die Ausübung des Berufes bzw. für die Approbation nicht Voraussetzung ist. Bei Bewerbungen ist es aber vorteilhaft, eine Promotion vorweisen zu können. Wer nicht gerade eine Stelle an einer Universitätsklinik anstrebt, für den spielen Thema und Note meistens keine wesentliche Rolle.

Zusätzlich bietet die Doktorarbeit die Chance, eine Klinik oder ein Institut näher kennenzulernen, um sich dadurch einen Einblick in eine eventuelle spätere Tätigkeit verschaffen zu können. In diesem Sinne dient die Doktorarbeit auch der *Berufsfelderkundung*. Mit etwas Glück kann man über die Promotionsarbeit manchmal die Chance bekommen, in die engere Auswahl um eine freie AIP- bzw. Assistentenstelle zu kommen. Im Medizinstudium hat man meist wenig Möglichkeiten, Kontakte zu praktizierenden Ärzten zu knüpfen, es sei denn, man arbeitet im Rahmen von Nachtwachen oder als Aushilfskraft z. B. auf einer Intensivstation. Hierbei stößt man natürlich bisweilen auch auf interessante Fragestellungen für Doktorarbeiten. Im Rahmen der Promotionsarbeit lassen sich diese Kontakte dann intensivieren. Dies kann bei der Vermittlung von *Famulaturstellen*, bei geplanten *Auslandsaufenthalten* und zum allgemeinen Erfahrungsaustausch hilfreich sein. Vielleicht ergibt sich die Möglichkeit, an der einen oder anderen *Publikation* mitzuarbeiten, evtl. an *Kongressen* teilzunehmen und hierdurch Kontakte zu Beschäftigten anderer Universitäten zu knüpfen. Nicht zu unterschätzen ist auch die Bedeutung von Industriekontakten, z. B. für die spätere berufliche Zukunft.

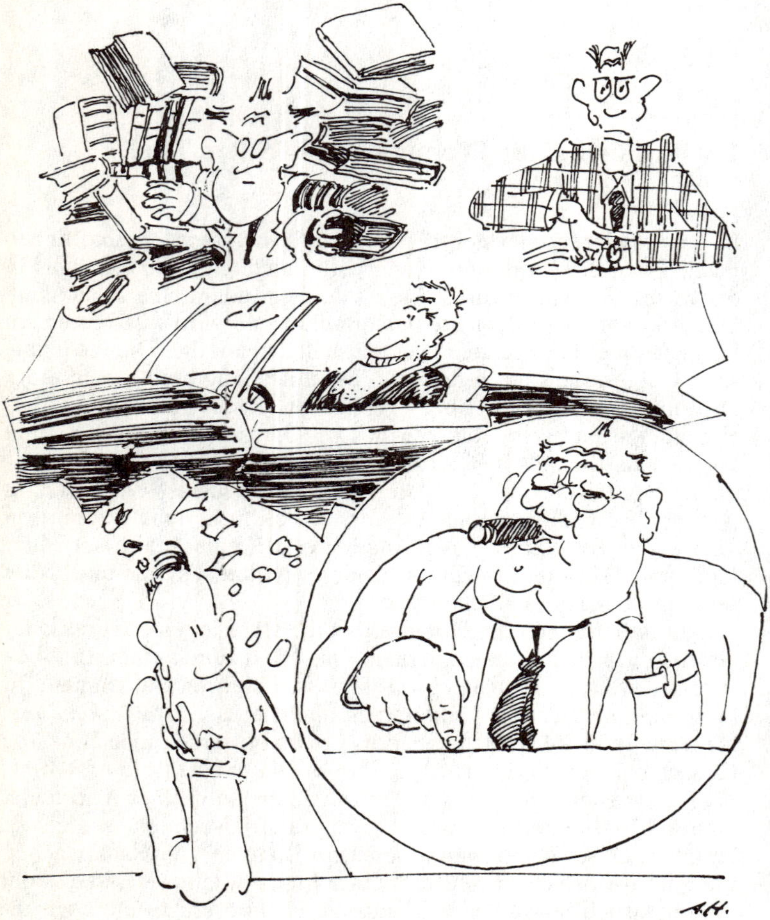

DOKTORVÄTER....
– UND WER WIRD MEINER?

Umsomehr überrascht, daß nach einer Mitteilung der Zentralstelle für Arbeitsvermittlung nur etwa zwei Drittel der Mediziner überhaupt eine Promotion abschließen. Längst ist die Quote der Promotionen in anderen Studienfächern, beispielsweise Chemie, wesentlich höher. Noch ausgeprägter ist die Situation bei den weiblichen Studienabsolventen: Nur 30 % promovieren (Quelle: Marburger Bund vom 2.12.1994).

Wer sich entschließt, keine Promotion anzustreben, sollte sich bewußt sein, daß er sich damit freiwillig zu einem Außenseiter unter Kollegen macht. Vielleicht ist dieser Entschluß auch nur Ausdruck einer passageren Oppositionsphase gegen die allgemeine Verschulung des Studiums ("nicht noch einen Programmpunkt abhaken"), der jedoch unter Umständen später bereut wird. Will man nach Abschluß des Studiums oder gar später doch noch eine Doktorarbeit anfertigen, ist dies mit großen zeitlichen und organisatorischen Problemen verbunden. In der Regel gibt es keinen "zweiten Bildungsweg" zur Promotion.

Außerdem sollte man sich darüber im klaren sein, daß ein relativ großer Anteil von Patienten unberechtigterweise die praktischen Qualifikationen eines praktizierenden Arztes bei fehlendem Doktortitel anzweifelt: "Ist das überhaupt ein richtiger Doktor?"

Nicht zuletzt vergibt der Nicht-Doktorand eine Menge Chancen, wichtige Beziehungen zu knüpfen und Einsichten zu erlangen.

1.2 Herausforderung Doktorarbeit

In den letzten Jahren wurde das Medizinstudium weitgehend verschult. Eine *selbständig* bzw. im Team geplante und durchgeführte *wissenschaftliche Arbeit* kann eine willkommene Abwechslung im grauen Studienalltag sein. Grundvoraussetzung ist eine hohe Eigenmotivation. Wenn die Arbeit obendrein noch Spaß macht, ist dies schon die halbe Miete. Wer zusätzlich zum Studium bereit ist, Zeit in das Anfertigen einer Dissertation zu investieren, lernt dadurch auch, seine Zeit effektiv einzuteilen. Er lernt zwangsläufig, *Prioritäten zu setzen*, was für die spätere ärztliche Tätigkeit eine unabdingbare Voraussetzung ist. Der Doktorand übt sich im selektiven Arbeiten und macht einen weiteren Schritt auf dem Weg von der Schule zum Beruf. Er muß *Verantwortung übernehmen* und erkennen, daß man nicht alles wissen oder machen kann. Diese

Erkenntnis ist für die erfolgreiche Berufsausübung sehr wichtig. Für den späteren Umgang mit Patienten ist es entscheidend, zu erkennen, daß nur ein beschränktes Maß an Zeit zur Verfügung steht.

Ein anderer Vorteil ist, daß eine Bewertung wissenschaftlicher Mitteilungen wesentlich kritischer ausfällt, wenn der Leser selbst schon wissenschaftliche Daten produziert und verarbeitet hat. Dies hilft, die *"Wissenschaftsgläubigkeit"* des Durchschnittsstudenten bzw. des später praktizierenden Arztes abzubauen. Außerdem tauchen im beruflichen Alltag immer wieder Detailfragen auf, die durch ein mehr oder weniger ausführliches Literaturstudium geklärt werden müssen. Hier ist es vorteilhaft, wenn man sich im Rahmen seiner Dissertation Kenntnisse bei Literaturrecherchen bzw. bei der Beschaffung von Originalarbeiten erworben hat. Durch die elektronische Datenverarbeitung wird es in Zukunft auch in Arztpraxen oder Kliniken zunehmend möglich sein, Literaturrecherchen (siehe Kapitel 8) durchzuführen. Während der Dissertation erworbene Kenntnisse können dann zum Wohl der Patienten gut eingebracht werden. Die berufliche Weiterbildung erreicht ein Niveau, das über dem Standard der "Medizinischen Bildzeitungen" liegt.

Nicht zuletzt ist es intellektuell ansprechend, sich so gut in ein Thema einzuarbeiten, daß man auf diesem Gebiet Spezialist und Ansprechpartner ist. Zusätzlich besteht die Möglichkeit, die erworbenen Kenntnisse auszubauen und sich dadurch dann innerhalb einer Klinik oder Abteilung entsprechend zu profilieren.

1.3 Wie bekomme ich die beste Note? – Kurzlehrgang für besonders Strebsame

Im allgemeinen spielt die *Benotung* der Doktorarbeit keine allzugroße Rolle. Sie hängt bei experimentellen Arbeiten vor allem von den aufgezeigten innovativen Ideen, einem originellen Design und entsprechenden Ergebnissen ab. Bei statistischen Erhebungen sind vor allem die in der Diskussion dargelegten Ideen und der Vergleich der eigenen Ergebnisse mit der Literatur sowie formale Kriterien, wie klare Gliederung, übersichtliches Layout etc. ausschlaggebend.

Eine außergewöhnlich gute Arbeit kann nach einstimmigem Fakultätsbeschluß mit "summa cum laude" benotet werden. Hervorragende Arbeiten beschreiben z. B. eine neue Methode zum

Nachweis bestimmter körpereigener Substanzen, oder es handelt sich um aufwendige Grundlagenforschung.

Notenskala für "Nichtlateiner":

- insufficienter – unzulänglich: Eine insgesamt unbrauchbare Leistung, die Arbeit wird abgelehnt.
- rite – befriedigend: Jeder ist froh, daß die Arbeit gerade noch über die Bühne ging.
- cum laude - gut: Eine anständige Arbeit ohne besonderen Pfiff.
- magna cum laude - sehr gut: Die Standardnote für gute und bisweilen auch arbeitsintensive Untersuchungen.
- summa cum laude – ausgezeichnet: Für herausragende Arbeiten; die Voraussetzungen sind je nach Universität unterschiedlich.

Viel wichtiger als die Note an sich ist, was der Doktorand aus seiner Arbeit macht, d. h. daß er seine Ergebnisse auf einem Kongreß gut präsentiert und/oder sie in einer angesehenen Zeitschrift publiziert.

Hat er wissenschaftliche Ambitionen, konnte er sich vielleicht Beziehungen im Ausland oder zu anderen Kliniken aufbauen. Für den mehr auf klinisch-praktischem Gebiet Interessierten sind folgende Fragen von Bedeutung: Gab es die Möglichkeit, sich die Option für eine Famulatur, PJ-oder AIP-Stelle zu schaffen? Konnte er bei Medikamentenstudien Kontakte zur Pharmaindustrie herstellen?

In den meisten Fällen geht es nur um den angestrebten "Dr. med.". Wichtiger als das gezeigte Engagement und die Note, die später ohnehin kaum noch jemanden interessieren, ist der benötigte Zeitaufwand.

1.4 Grundregeln zur Doktorarbeit – für eilige Leser

- Es soll Spaß machen!
- Viel fragen!
- Nicht am Detail festbeißen!
- Ausreichend Literatur lesen!
- Kritisch bleiben!

1.5 Wann wage ich den Sprung ins kalte Wasser?

Erfahrungsgemäß ist es am besten, *bald nach dem Physikum* bzw. während des ersten klinischen Studienabschnitts mit der Suche nach einer geeigneten Arbeit zu beginnen. Jede Arbeit hat einen Vorlauf von mehreren Monaten, Verzögerungen ergeben sich von selbst (z. B. Urlaub, Krankheit, Literaturbeschaffung, Famulatur etc.). Zu diesem Zeitpunkt hat der Durchschnittsstudent in der Regel keine klaren Vorstellungen über seinen weiteren Berufsweg wie z. B. Spezialisierung oder geplanten Tätigkeitsbereich. Trotzdem sollte man sich nicht scheuen, sich auf ein Thema festzulegen. Auch wenn man später in einem völlig anderen Bereich tätig ist, ist die Zeit gut investiert, da durch eine Promotionsarbeit zumindest ein gewisser Einblick in einen bestimmten Teilbereich der Medizin zu erlangen ist. Die beim weiteren Studium gewonnenen Erkenntnisse sind für die Doktorarbeit sowieso irrelevant. Ein eventuell anstehender *Studienplatzwechsel* sollte möglichst vollzogen sein.

Der *praktische Teil* der Doktorarbeit bzw. die Datenerhebung sollte unbedingt vor Ende des praktischen Jahres *abgeschlossen* sein. Von der Erstfassung bis zur endgültigen Version vergeht oftmals noch eine Menge Zeit, da meist *mehrere Überarbeitungen* nötig sind. Der Durchschnittsdoktorand verfaßt zum ersten Mal einen zusammenhängenden medizinischen Fachtext, so daß die Gliederung und viele Formulierungen immer wieder geändert werden müssen. Die ersten zwei bis drei Überarbeitungen sind deshalb sehr umfangreich und zeitintensiv. Liegt die Arbeit dann schließlich in überarbeiteter und vom Betreuer akzeptierter Form vor, sind oft noch weitere formale Korrekturen notwendig. Von der Abgabe der Arbeit beim Dekanat bis zum *Abschluß des Promotionsverfahrens,* d. h. bis der mittlerweile leidgeprüfte Doktorand endlich seine Promotionsurkunde in Händen hält, vergehen meist noch weitere Monate.

Nach Abschluß des praktischen Jahres muß sich der Student aber um eine Stelle als Arzt im Praktikum kümmern. Nur in Ausnahmefällen gibt es an den Universitätskliniken freie *AIP-Stellen,* so daß häufig ein Ortswechsel notwendig wird. Deshalb kann man sich um die noch nicht abgeschlossene Promotionsarbeit nicht mehr konsequent bzw. schnell genug kümmern, wodurch sich natürlich weitere Verzögerungen ergeben. Außerdem wird mit dem Stellenantritt die volle Leistung am Arbeitsplatz erwartet, und als Berufsanfänger bleibt in der Regel keine Zeit für Zusatzaktivitäten dieser

Art. Der *Rollenwechsel* vom Student zum weitgehend eigenverantwortlichen Kollegen muß vollzogen werden und kostet Energie. Die Prioritäten verschieben sich, d. h. es ist primär entscheidend, den Routineanforderungen zu genügen. Erst in zweiter Linie kann man sich um eigene Angelegenheiten, wie z. B. den Abschluß seiner Promotion, kümmern. Vor allem in kleineren Krankenhäusern kann oft kein Verständnis oder Entgegenkommen in dieser Richtung erwartet werden.

Viele Arbeiten scheitern leider noch in diesem Stadium.

Meistens sind die wesentlichen Ergebnisse der Promotionsarbeit schon in der einen oder anderen Form veröffentlicht, so daß der Betreuer keinen allzugroßen Druck mehr auszuüben braucht. Sein primäres Interesse sind naturgemäß die wissenschaftlichen Ergebnisse und nicht die Promotion des Doktoranden (s. u.). In so einer Situation muß sich jeder *noch mehr* um seine Arbeit kümmern und ggf. mit entsprechender Hartnäckigkeit um die Korrektur seiner Entwürfe bitten. Dies wird natürlich wiederum dadurch erschwert, daß die Betreuer nicht mehr am gleichen Ort und deshalb nur noch sehr schwer zu erreichen sind.

Lediglich 14 % aller Medizinstudenten schließen die Promotion vor dem zweiten Staatsexamen ab; vier bis fünf Jahre nach dem Examen werden 38 % promoviert (Quelle: Marburger Bund vom 2.12.1994).

1.6 Promotion nach Studienabschluß?

Selbstverständlich kann eine Doktorarbeit auch nach Studienende begonnen werden. Die zeitliche Belastung des Arztes gestaltet dies sicherlich schwierig. Eine Ausnahme bilden Stellen, die schon entsprechend konzipiert sind, beispielsweise von der Industrie oder dem Staat geförderten Drittmittellstellen. Diesbezügliche Stellenanzeigen tragen oft den Vermerk "Promotion möglich". Die Mehrzahl dieser Stellen sind mehr im wissenschaftlichen als im klinischen Bereich anzutreffen. Je nach angestrebter Facharztausbildung korreliert diese Tätigkeit nicht mit den Zielen der Weiterbildung.

1.7 Wer kann promovieren?

Normalerweise ist die Promotion an ein in Deutschland *abgeschlossenes Hochschulstudium* gebunden, also an ein erfolgreiches Ablegen der letzten ärztlichen, zahn- oder tierärztlichen Prüfung. Manche Universitäten verlangen zusätzlich, daß der Promovend dort immatrikuliert ist oder war. Von dieser Vorschrift kann man auf Antrag befreit werden.

Wer sein Studium im Ausland abgeschlossen hat, kann an einer deutschen Universität promovieren, sofern sein Studiengang und -abschluß den deutschen Anforderungen genügt. Über den entsprechenden Antrag entscheidet der Fakultätsrat bzw. der Promotionsausschuß der auserwählten Universität.

Über weitere Formalitäten orientiert Kapitel 14.

1.8 Doktorarbeit zu zweit

In der Regel bearbeitet ein Doktorand allein das von ihm gewählte Thema. Bisweilen gibt es jedoch auch die Möglichkeit, daß zwei oder drei Doktoranden an einem Thema bzw. an zwei eng verknüpften Themen arbeiten. Bei so einer Arbeit verlangt der Promotionsausschuß jedoch, daß die Arbeitsleistung *jedes einzelnen klar ersichtlich und unmißverständlich zuordenbar* ist. Jeder Doktorand muß selbständig wissenschaftlich gearbeitet haben. Wer vor hat, eine gemeinsame Doktorarbeit in Angriff zu nehmen, muß sich unbedingt vorher beim Dekanat erkundigen, ob dies an der betreffenden Fakultät überhaupt möglich ist.

Grundvoraussetzung für eine gemeinsame Doktorarbeit ist, daß die beteiligten Studenten optimal harmonieren. Emotionale Bindungen sind hier eher hinderlich, da oft noch eine gewisse Fluktuation besteht. Stabiler können hier "Studienfreundschaften" sein, die sich schon über längere Zeit bewährt haben.

Letztlich wird es sehr von der speziellen Arbeit abhängen, ob eine "Doppel- bzw. Dreifachkonstruktion" sinnvoll ist. Muß man sich z. B. um Probandenrekrutierung kümmern oder ist eine häufige Anwesenheit im Operationssaal zur Gewinnung von Gewebe- oder Blutproben Grundvoraussetzung einer Arbeit, so ist es sicher der Arbeit zuträglich, wenn man sich die Präsenz teilen kann. Andererseits gibt es genügend Reibungsflächen, die besonders in Streßsituationen zum Vorschein kommen können.

Die Entscheidung für oder gegen eine Doktorarbeit zu zweit sollte sehr gut überdacht werden, da die Chancen für ein Gelingen eher klein sind.

1.9 Wo kann eine Dissertation ausgeführt werden?

Grundsätzlich kommen hierfür sog. theoretische Institute (z. B. Biochemie, Physiologie, Anatomie, Max-Planck-Institute etc.), Universitätskliniken, in geringerem Ausmaß auch industrielle Forschungseinrichtungen, akademische Lehrkrankenhäuser und neuerdings auch niedergelassene Ärzte in Frage. *Grundvoraussetzung* ist, daß ein Mitglied der Institution *habilitiert* ist. Hierbei ist es an den meisten Fakultäten unwesentlich, ob der Betreffende Dr. med. habil., Privatdozent oder Professor ist. So können z. B. auch niedergelassene Ärzte und Vorstände werksärztlicher Einrichtungen in der Industrie habilitiert und damit grundsätzlich dazu berechtigt sein, Doktorarbeiten zu vergeben bzw. durchführen zu lassen. Eine enge Anbindung an eine Universität, auch räumlich, ist in der Regel von Vorteil für die Dissertation. Bestehen keine oder nur lockere Bindungen zur zuständigen Universität, kann die Durchführung der Arbeit und die Organisation formaler Dinge schwierig werden. Andererseits genießt der Doktorand z. B. eines niedergelassenen Professors bzw. eines habilitierten Chefarztes eines Lehrkrankenhauses auch gewisse Vorteile, da er meist wenig Konkurrenz von Kommilitonen hat. Universitätsangehörige, wie sich habilitierende Assistenzärzte oder junge Oberärzte, betreuen in der Regel eine ganze Anzahl von Doktoranden, was zu einer Konkurrenzsituation führen kann. Das medizinische Hilfspersonal nicht-universitärer Einrichtungen ist in der Regel Doktoranden gegenüber aufgeschlossener als jenes der Universitätskliniken, was wohl ein Ausdruck des "Masseneffektes" ist.

Der Druck an Universitätskliniken, Doktorarbeiten zum Abschluß zu bringen, ist in der Regel deutlich größer als anderswo. Für den Betreuer gilt "publish or perish" oder "Wer schreibt, der bleibt". Im Rahmen der Habilitationsarbeit eines Assistenten oder Oberarztes können mehrere Dissertationen angefertigt werden. Das führt zu einer gesteigerten Dynamik, die für den Studenten vorteilhaft sein kann, da dann auch seine Arbeit schnell gelesen und zum Abschluß gebracht wird. Ein Nachteil liegt in der hohen Erwartungshaltung des Doktorvaters, da ja seine Habilitation davon abhängt. Zusätzliche Probleme können durch die Vielzahl parallel betreuter Doktoranden entstehen. Außerdem tritt man womöglich in direkte Konkurrenz mit dem eigenen Doktorvater, wenn es um die Veröffentlichung der Ergebnisse geht.

Experimentelle, u. U. bezahlte Arbeiten in der *Industrie* sind selten und erfordern meist mehrmonatiges, ganztägiges Engagement. Die Arbeiten werden von "Forschungsprofis" geplant und überwacht. Durch das besser ausgearbeitete Studiendesign und die zielstrebige Durchführung – nicht zuletzt aus wirtschaftlichen Gesichtspunkten – werden oftmals gute Ergebnisse in einem vorgegebenen zeitlichen Rahmen erreicht. Auf der anderen Seite werden hohe Anforderungen, vor allem was das zeitliche Engagement und den termingerechten Abschluß der Arbeit angeht, gestellt.

Ganztägiges Arbeiten, in der Industrie meist Voraussetzung, bietet sich auch bei manchen klinisch-experimentellen Studien oder Tierversuchen an. Der praktische Teil solcher Doktorarbeiten läßt sich zeitlich gut planen und zügig abwickeln. Dies kann im Rahmen eines Urlaubssemesters oder beispielsweise während einer Famulatur in der entsprechenden Abteilung geschehen.

1.9.1 Doktorarbeit im Ausland

Eine wissenschaftliche Arbeit im *Ausland* oder gar in einem *Entwicklungsland* ist prinzipiell möglich. Sie bietet sich natürlich vor allem bei einem entsprechenden Thema an, z. B. bei Untersuchungen von Tropenkrankheiten oder hygienischen Verhältnissen und deren Auswirkungen auf den Gesundheitszustand der Bevölkerung. Besonders prestigeträchtig sind jedoch Forschungsaufenthalte in den USA. Außer meist interessanten und originellen Themen bietet ein Auslandsaufenthalt gute Möglichkeiten, Sprache, Land und Leute kennenzulernen. Oftmals lassen sich Kontakte fürs Leben knüpfen – menschlich wie fachlich gesehen.

Voraussetzung für einen wissenschaftlichen Auslandsaufenthalt, der zur Dissertation führen soll, ist die Versicherung eines Instituts oder Doktorvaters, daß das bearbeitete Thema nach Abschluß der Untersuchungen für eine Doktorarbeit in Frage kommt und die Betreuung sichergestellt ist. Vorteilhaft ist eine enge Kooperation der Heimatuniversität mit Instituten im Ausland. In diesem Fall ist es einfacher, wichtige Informationen zu Arbeitsplatz und -umfang, Unterbringung etc. einzuholen. Vielleicht kann man auch mit Vorgängern über deren Erfahrungen sprechen.

Im voraus sollte abgeklärt werden, daß die ausländischen Institute oder Universitäten keine Vorbehalte gegen eine spätere Veröffentlichung der Ergebnisse in einer Promotionsschrift in Deutschland haben.

Die *frühe zeitliche Planung*, ggf. unter Inanspruchnahme von Urlaubssemestern oder am Ende des eigentlichen Studiums, ist hier noch wichtiger als bei der Dissertation im Inland. Eine evtl. notwendige Verlängerung um ein halbes Jahr sollte nicht an fehlender Zeit und finanziellen Mitteln oder an einem abgelaufenen Visum scheitern.

Zu berücksichtigen ist dabei auch, daß man hinterher nochmals einige Monate Zeit braucht, um die Arbeit zu schreiben. Insgesamt ist ein hoher Einsatz an Energie und Zeit vonnöten – ob sich das lohnt, muß jeder selbst entscheiden.

Finanzierungshilfen lassen sich in Form von Forschungsstipendien beim DAAD, der DFG und nach dem Landesgraduiertenförderungsgesetz beantragen. Voraussetzung für solch ein Stipendium sind eine klare Fragestellung, Studiendesign, Zeitplanung, Nachweis der erforderlichen Sprachkenntnisse und die zwingende Notwendigkeit, diese Untersuchung im Ausland durchzuführen. Die Anträge für diese Stipendien sind sehr frühzeitig, in der Regel ein bis zwei Jahre vor Antritt des Forschungsaufenthalts zu stellen. Forschungsvorhaben in Entwicklungsländern sind teilweise auch im Rahmen des Entwicklungsdienstes möglich. In Frage kommen der DED, Medico, die Carl-Duisberg-Gesellschaft mit ihrem ASA-Programm u. a.

2 Wie finde ich die richtige Arbeit?

2.1 Wie gut ist der inneruniversitäre Buschfunk – oder wie finde ich ein geeignetes Promotionsthema?

Neben der Mundpropaganda gibt es in der Regel an bestimmten Stellen des Universitätsgeländes (z. B. Mensa, Eingangshallen, theoretische Institute) *einschlägige Aushänge,* auf denen nach motivierten Doktoranden gesucht wird. Man vereinbart in der Regel telefonisch oder durch persönliche Vorsprache einen Vorstellungstermin. In manchen Abteilungen oder Kliniken führen auch die Chefsekretärinnen Listen über vakante Themen oder mögliche Betreuer. Vorher sollte man sich in etwa darüber klar werden, wieviel Zeit in den nächsten ein bis zwei Jahren für eine Arbeit zur Verfügung steht (z. B. Famulaturen, Praktika, geplante Reisen).

2.2 Gibt es eine Ordnung im Themenchaos?

Entsprechend den Grundsätzen wissenschaftlicher Publikationen sollte jedes Thema einen gewissen Grad an Originalität besitzen. In der Praxis ist allerdings "nichts so langweilig, als daß es nicht noch einmal gemacht werden könnte" – natürlich in etwas abgewandelter Form.

Die Dissertationsthemen bewegen sich zwischen den Extremen einer *reinen Literaturarbeit,* z. B. auf dem Gebiet der Geschichte der Medizin, und einer *experimentellen Aufgabe* in einem theoretischen Institut. Dazwischen gruppieren sich viele Themen aus der klinischen Medizin, teils mehr grundlagenorientiert, teils mehr patientenbezogen. Keine moderne wissenschaftliche Arbeit kommt ohne Statistik aus. "Rein" statistische Arbeiten sind eher die Ausnahme und haben letztlich immer auch eine mehr oder weniger lange Phase der Datenerhebung zur Voraussetzung. Die Datenerhebung besteht beispielsweise darin, daß eine bestimmte Anzahl von Krankenblättern retrospektiv ausgewertet werden muß.

Bei der Themensuche ist es hilfreich, wenn man sich darüber klar wird, ob man mehr mit Menschen, Tieren, Pipetten oder Papier arbeiten möchte. Die konkreten Vor- und Nachteile zeigen sich meist erst im Lauf der Zeit und lassen sich am besten an konkreten Beispielen darstellen (siehe Kapitel 7).

Ein wichtiger Gesichtspunkt für die *Themenwahl* ist die Frage, wann man an der Doktorarbeit arbeiten möchte: tagsüber, nachts, am Wochenende, in der vorlesungsfreien Zeit?

Eine weitere Eingrenzung der Themen ergibt sich, sofern spezielle Interessen für eine bestimmte Fachrichtung vorliegen.

Oft hat ein Doktorvater mehrere Arbeiten anzubieten. Die Entscheidung für ein bestimmtes Thema wird deshalb auch von der Person des Doktorvaters (siehe S.15) beeinflußt und umgekehrt. Es besteht ein Wechselspiel zwischen eigenen Interessen, dem Themenangebot und potentiellen Betreuern.

2.3 Schon an fünf Chefsekretärinnen gescheitert – oder wie bekomme ich einen Termin?

Ein *Vorstellungstermin* ist am schnellsten zu bekommen, wenn auf einschlägige Aushänge telefonisch geantwortet werden kann. Hat man nicht das Glück, den Betreffenden zu erreichen, kann man sich gegebenenfalls auch zurückrufen lassen. Manchmal ist das für den zukünftigen Betreuer wesentlich angenehmer, da er oft in der Sprechstunde, bei Auswertungen oder beim Diktieren gestört wird. Am einfachsten ist es natürlich, von Kommilitonen oder Mitarbeitern zu erfahren, wann der Betreffende am leichtesten zu erreichen ist.

Erstgespräche per Telefon sollten tunlichst *vermieden* werden. Da man den Betreuer nicht direkt erleben kann, gehen unter Umständen wesentliche Informationen verloren. Dem anvisierten "Doktorelter" aufzulauern ist natürlich auch eine Möglichkeit, führt aber meist nur zu kurzen und deshalb wenig hilfreichen Kontakten. Wesentliche Informationen (Zeitplanung, Interessen, Infrastruktur) können unter Zeitdruck oder zwischen "Tür und Angel" nur begrenzt ausgetauscht werden. Ist allerdings über einen Zeitraum von ein bis zwei Wochen kein Termin zu bekommen, kann es auch später zu *Terminproblemen* kommen. Es gilt dann abzuwägen, ob diese Situation für einen tragbar ist.

Das Wichtigste ist, es immer wieder zu versuchen und nicht locker zu lassen. Das ist selbstverständlich eine Gratwanderung, da man auch nicht zu aufdringlich werden sollte.

2.4 Das "allesentscheidende" Erstgespräch

Meist beginnt das Gespräch mit einer groben *Beschreibung* des geplanten *Themas* durch den zukünftigen Betreuer. Anschließend sollte man die jeweiligen *Zeitvorstellungen* austauschen. Die diesbezüglichen Angaben des Betreuers kann man getrost verdoppeln. Spätestens dann stellt man sich selber kurz vor und leitet zu einigen wichtigen Fragen über:

☞
- Wie ist das spezielle Thema in die allgemeine Forschungsrichtung des Betreuers bzw. der Klinik einzuordnen?
- Existiert eine Arbeitsgruppe aus mehreren Doktoranden?
- Wie ist die Arbeitsgruppe organisiert (regelmäßige Treffen, Seminare, gemeinsame Kongreßbesuche, etc.)?
- Gibt es in Labor oder Klinik einen Arbeitsplatz für die einzelnen Doktoranden?
- Wie ist dieser Arbeitsplatz zugänglich? Bekommt man einen eigenen *Schlüssel*? Manche Betreuer deponieren den Schlüssel auch beim Pförtner, so daß am Wochenende und nachts gearbeitet werden kann.
- Wie läuft der *Informationsaustausch* zum Doktorvater und zurück? Sehr bewährt haben sich hierzu "Postfächer" für Doktoranden und Betreuer, so daß Entwürfe und Fragen ohne Zeitverlust über "direkte Post" ausgetauscht werden können.
- Sind die Doktoranden in die Klinik oder das Institut eingebunden?
- Gibt es regelmäßige – interessante! – Fortbildungsveranstaltungen, die auch für Doktoranden zugänglich sind? Dies ist u. a. deshalb wichtig, um die Abteilung und andere dort arbeitende Doktoren kennenzulernen. Sucht man Probanden oder Patienten, ist das oft von entscheidender Bedeutung. Oftmals sind dies

allerdings auch lästige Pflichtveranstaltungen ohne konkretes Ergebnis.
- Ist ein *PC* vorhanden? Darf der Doktorand ihn benutzen, ggf. zu welcher Zeit? Wieviele Personen haben außerdem Zugang zu dem Rechner?
- Gibt es ein eigenes *Literaturrecherchesystem?* Hierdurch entfallen oftmals lange Wartezeiten an den bibliothekseigenen CD-ROM-Systemen (siehe Kapitel 8).
- Ein weiterer Dauerbrenner ist die Frage nach Kopiermöglichkeiten. Gibt es einen instituts- bzw. klinikeigenen Kopierer, der den Doktoranden auch außerhalb der üblichen Öffnungszeiten z. B. einer Ambulanz oder einer Bibliothek zugänglich ist?

Von entscheidender Bedeutung ist es, die Dinge direkt anzusprechen, was auch für den späteren gemeinsamen Umgang wichtig ist.

Kurze Checkliste fürs Erstgespräch
- Gegenseitiges Vorstellen
- Thema
- Zeitvorstellungen austauschen
- Infrastruktur der Arbeitsgruppe
- Geldmittel
- PC-Benutzung
- Stellung der Arbeitsgruppe in Klinik oder Institut
- Detailinformationen über den Betreuer

2.5 Betreuer und Doktorand

2.5.1 Was ist der Betreuer für ein Typ?

Nach den allgemeinen Fragen sind auch Details zur Person des Betreuers sehr wichtig. Ist er habilitiert oder nicht? Wenn nicht, "wer boxt die Arbeit durch", d. h. wer ist als Habilitierter für die Arbeit verantwortlich? Je nach Klinikstruktur ist das bei einem nicht-habilitierten Betreuer dann meist der Sektions- oder Abteilungsleiter. Ein bereits habilitierter Betreuer ist für eine Doktorarbeit nicht unbedingt die beste Voraussetzung, da Habilitierte oft noch weniger Zeit haben und je nach ihrer Situation nicht immer motiviert sind, noch weitere Doktoranden zu betreuen. Andererseits benötigen Habilitierte im Gegensatz zu Habilitanden die Ergebnisse nicht mehr für ihre eigene Arbeit, so daß im allgemeinen die Gefahr geringer ist, daß dem Doktoranden immer mehr Aufgaben aufgebürdet werden. Durch den größeren Einfluß eines habilitierten Doktorvaters kann die Note evtl. besser ausfallen, vor allem, wenn er selbst Mitglied des Promotionsauschusses ist.

Welche *Zukunftspläne* hat in etwa der *Betreuer*? Plant er, die Klinik zu verlassen? Wie ist seine Stellung bzw. Funktion im Institut bzw. in der Klinik? Dies zu wissen, ist natürlich für die allgemeinen Arbeitsbedingungen sehr wichtig, jedoch meist nicht direkt zu erfahren. Ein wissenschaftlicher Angestellter auf dem Abstellgleis wird dies einem zukünftigen Doktoranden sicher nicht bei der ersten Begegnung mitteilen. Hier hilft wiederum der "Buschfunk". Falls der Doktorvater einen Arbeitsplatzwechsel anstrebt, ist es nicht empfehlenswert, eine Doktorarbeit bei ihm anzunehmen. Zeitliche Angaben, auch in diesem Zusammenhang, sind wie immer mit Vorsicht zu genießen.

Wie überall, gibt es auch unter den Betreuern unterschiedliche Typen:

Das eine Extrem sind die *Chaoten*. Sie residieren zwischen riesigen Papierhäufen, die bisweilen Jahre alt werden und oft auch von einer Ecke in die andere wandern. Termine sind oft schwer zu bekommen und werden manchmal auch vergessen. Ansonsten sind diese Kollegen meist sehr gutmütig und vergeben bisweilen sehr originelle Arbeiten.

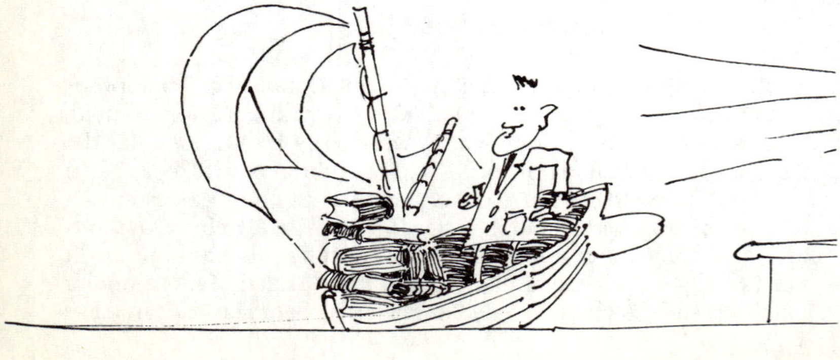

Das andere Extrem sind die *Karrieristen.* Sie sind bestens organisiert und feilschen um jede Minute. Ihr Umgangston ist eher arrogant und die Zusammenarbeit nicht immer einfach. Die betreuten Arbeiten kommen oft schnell zum Abschluß, da diese Doktorväter an den Ergebnissen sehr interessiert sind. Sie haben außerdem im Institut oder der Klinik meist großen Einfluß und entwickeln eine auch für den Doktoranden nützliche Dynamik.

Dann gibt es noch die *Einzelkämpfer.* Sie betreuen in der Regel nur sehr wenige Doktoranden, was natürlich auch von Vorteil sein kann. Teamarbeit kann man hier allerdings nicht erlernen und bleibt eher isoliert.

Da Universitätskliniken primär Ausbildungsstätten und sozusagen Kaderschmieden für nicht-universitäre Kliniken sind, wechseln Oberärzte und Chefs relativ häufig. Kommt ein *neuer Chef,* bringt er in der Regel engagierte und ihm direkt zuarbeitende Kollegen mit. Bei einem solchen Kollegen eine Doktorarbeit zu beginnen, hat viele Vorteile, da man "Mann der ersten Stunde" sein kann. Die aufzubauende Arbeitsgruppe hat noch genügend Elan und Dynamik – neue Besen kehren gut. Nachteil ist natürlich, daß die Infrastruktur einer Arbeitsgruppe zunächst aufgebaut werden muß. Das dauert in der Regel einige Monate. Ist man unter Zeitdruck, sollte man hier eher vorsichtig sein. Die Position des Betreuers ist oft noch nicht eindeutig definiert und hängt in entscheidendem Maße vom weiteren Wohlwollen des jeweiligen Chefs ab. Allgemeine Regeln können hier nicht angegeben werden, da in jeder Klinik eine spezielle Struktur besteht.

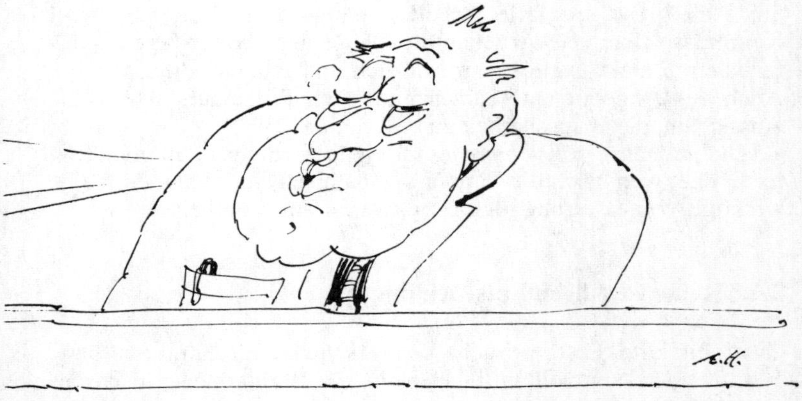

2.5.2 Der ideale Doktorand ist anpassungsfähig, fleißig und Nichtraucher – oder...?

Vom Doktoranden wird in erster Linie *Eigeninitiative* und Bereitschaft zum *selbständigen Arbeiten* erwartet. Unabdingbare Voraussetzung hierfür ist *häufiger Gesprächskontakt mit dem Betreuer,* um die eigenen Fragen und Ideen mit dem Gesamtkonzept gut abstimmen zu können. Dies sollte in entscheidendem Maße vom Doktoranden selber ausgehen. Wartet der Doktorand darauf, vom Betreuer nach Details gefragt zu werden, so wartet er oft vergebens. Einerseits besitzt der Betreuer meist keine speziellen Detailkenntnisse, andererseits hat er in der Klinik noch andere Aufgaben und in der Regel mehrere zu betreuende Doktoranden. Wer sich einigermaßen in die Problematik eingelesen hat, kann durchaus gute *Vorschläge* machen und diese mit dem Betreuer diskutieren.

Hat ein Betreuer ein Thema zu vergeben, muß er von verschiedenen Aspiranten den *auswählen*, der ihm am geeignetsten erscheint. Am besten ist es, wenn das angebotene Thema in etwa den Interessen des *Doktoranden* entspricht. Es ist sinnlos, einen Doktoranden zu Tierversuchen überreden zu wollen, wenn er zu einer patientenorientierten Arbeit neigt. Ein Kandidat, der sich mit Dreitagesbart vorstellt, um sich für eine Arbeit zu bewerben, deren wesentlicher Teil in der Patientenrekrutierung durch direkten Gesprächskontakt besteht, ist für eine solche Aufgabe eher ungeeignet. Selbstverständlich kann er im Labor ein sehr kreativer und guter Mitarbeiter sein.

Wer auf eine bestimmte Arbeit bei einem bestimmten Betreuer fixiert ist, schränkt seine Möglichkeiten von vorneherein sehr stark ein. Um diese spezielle Arbeit dennoch zu bekommen, sind Kenntnisse über das Arbeitsumfeld und den Arbeitsbereich des anvisierten Doktorvaters sehr hilfreich und erhöhen die Chancen. Auch das Angebot eines unverbindlichen Probelaufs erhöht die Aussichten, die Wunscharbeit zu bekommen.

Die *endgültige Entscheidung* fällt jedoch zumeist auf emotionaler Ebene; wenn sich die Partner sympathisch sind, klappt's – eine wichtige Voraussetzung für die weitere Zusammenarbeit.

2.5.3 Keine voreiligen Entscheidungen!

STOP Zwei bis drei Erstgespräche in verschiedenen Kliniken bzw. Instituten sind sinnvoll, um *Vergleiche ziehen* zu können. Insbesondere ist in diesem Zusammenhang die Erreichbarkeit bzw. Zuverlässigkeit des zukünftigen Betreuers wichtig. Vor der endgültigen Entscheidung ist es hilfreich, sich mit dem Betreuer beim Klinikchef bzw. *Abteilungsleiter vorzustellen.* Es ist wichtig, daß dieser von der Existenz des Doktoranden bzw. der Doktorarbeit weiß. Man sollte ihn, vorzugsweise über den Betreuer, in größeren Abständen über den Fortgang der Arbeit auf dem laufenden halten. Dies ist nicht nur für den Abschluß der Arbeit, sondern auch für die Option auf eine spätere Famulatur, PJ- oder AIP-Stelle wichtig.

3 Ethikkommission

Bei allen klinischen Studien mit Probanden oder Patienten, denen zu Forschungszwecken zusätzliche Untersuchungen zugemutet werden, muß ein *Antrag* an die Ethikkommission gestellt werden. Dies ist beispielsweise schon bei einer einmaligen zusätzlichen Blutentnahme der Fall. Bei retrospektiven Studien ist selbstverständlich kein Ethikantrag nötig.

Über den Antrag entscheidet eine *Ethikkommission.* Diese gewählten Kommissionen gibt es bei den Ärztekammern oder den Universitäten. Außer mit Angehörigen der medizinischen Zunft sind viele Kommissionen auch mit einem Juristen besetzt. Sie achten auf die Einhaltung der in der Helsinki-Erklärung abgegebenen Empfehlungen. Wichtigstes Entscheidungskriterium für die Gutachter ist, daß die Studie keinerlei Risiko für die Probanden bietet. Laufende Studien zum Therapievergleich müssen unter Umständen sogar abgebrochen werden, wenn sich herausstellt, daß eine Therapieform der anderen wesentlich überlegen ist und die Nachteile für den Patienten nicht zumutbar sind. Grundsätzlich ist eine *Aufklärung des Probanden* und seine *schriftliche Einwilligung* notwendig. Besonders problematisch in dieser Hinsicht sind Untersuchungen an Kindern oder nicht geschäftsfähigen Personen wie Unfallopfern oder Schizophrenen. Die Ethikkommission prüft außerdem die *versicherungsrechtliche Situation* der Probanden für eventuelle Haftpflichtfälle.

Man sollte sich frühzeitig bei der Ethikkommission erkundigen, welche Formalien zu erfüllen sind. Für die Begutachtung des Antrags ist mit durchschnittlich drei bis sechs Monaten zu rechnen. Üblicherweise muß der Antrag in mehrfacher Ausfertigung zusammen mit dem genauen Studiendesign und den Aufklärungs- und Einwilligungsformularen für die Probanden eingereicht werden. Außerdem müssen die Unterlagen zur Klärung der versicherungsrechtlichen Situation beigefügt werden.

Die Mitglieder der Ethikkommission *beraten* einen bei eventuell auftretenden Fragen. Um ihnen ihre Arbeit zu erleichtern und eine zügige Abwicklung zu ermöglichen, sollten alle erforderlichen Unterlagen vollständig und korrekt ausgefüllt eingereicht werden. Auf keinen Fall sollte man die Ablehnung einer Doktorarbeit oder der Veröffentlichung in einer Fachzeitschrift riskieren, weil die Ethikkommission nicht oder nur unkorrekt informiert war.

4 Tierversuche

Tierversuche – pro und kontra
Tierexperimentelle Studien sind eine seit dem Altertum etablierte Methode zur Prüfung medizinischer Hypothesen. Der *Konflikt* zwischen Tierschutz und wissenschaftlichem Interesse ist sicherlich fast genauso alt, jedoch erst in den letzten Jahren ins öffentliche Bewußtsein getreten. Die Diskussion darüber zeichnet sich leider nicht immer durch die nötige Sachlichkeit aus. Letztendlich muß jeder die Entscheidung selbst fällen, ob er solche Studien durchführen will.

Ein *Vorteil* tierexperimentelle Studien liegt darin, daß in der Regel genügend "Probanden" zur Verfügung stehen, wodurch der zeitliche Rahmen eher eingehalten werden kann als bei klinischen Untersuchungen. Auf der anderen Seite ist für die praktische Durchführung ein konstantes zeitliches Engagement vonnöten; deshalb bieten sich vor allem die Semesterferien oder ein Urlaubssemester an.

Die relativ konstanten Rahmenbedingungen und Uniformität der Tiere führen häufig zu *statistisch haltbareren Ergebnissen* als bei klinisch-experimentellen Studien. Eine Patientengruppe ist viel inhomogener durch unterschiedliches Alter, Begleiterkrankungen etc. *Nachteile* sind der lange Zeitraum von Antragstellung bis zur Genehmigung und die zum Teil doch unerwartet hohe psychische Belastung.

Die Beurteilung, ob eine bestimmte Studie sinnvoll ist oder nicht, muß im Einzelfall erfolgen. Oftmals wird es für den Doktoranden zu Beginn einer Arbeit sehr schwierig sein, sämtliche Aspekte zu überblicken. Die folgenden Punkte können dabei hilfreich sein:

- ☞ Vor Annahme der Doktorarbeit probeweise mitarbeiten
- Einführungskurse besuchen
- Übertragbarkeit der Ergebnisse von Tier auf Mensch
- Untersuchung an lebenden Tieren oder Kadavern

- Verbleib der Tiere nach Studienende
- Spezielle ethische Gesichtspunkte
- Korrekte Versuchsdurchführung, somit Reproduzierbarkeit der Ergebnisse durch andere

STOP Atopiker sollten besonders vorsichtig sein, da sich im Laufe der Zeit eine Tierhaarallergie entwickeln kann, so daß die Arbeit dann eventuell abgebrochen werden muß.

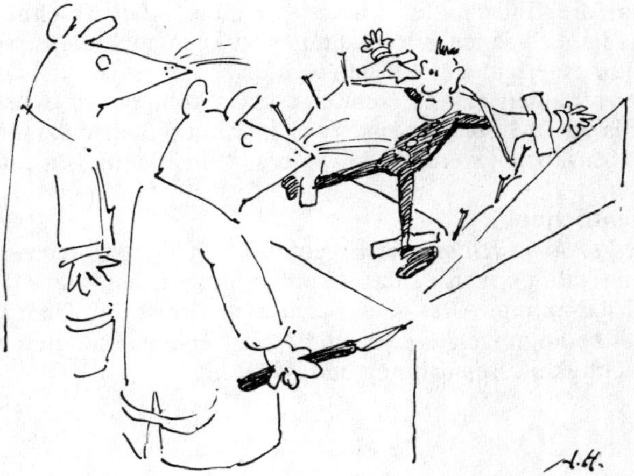

Rechtliche Grundlagen und Antragstellung

Die *rechtliche Grundlage*, wie sie im Tierschutzgesetz von 1986 definiert ist, orientiert sich u. a. an den oben genannten Kriterien. Für die Einhaltung der dort gemachten Vorschriften sind die Bundesländer zuständig. Je nach verwendeter Spezies und ob man den Tieren Schmerz und Leid zufügt, sind die Richtlinien unterschiedlich streng. Versuche mit Wirbeltieren sind in jedem Fall *genehmigungspflichtig*. Prinzipiell dürfen nur Ärzte, Veterinäre, Biologen u. ä. Tierversuche durchführen – dies gilt insbesondere für operative Eingriffe. Der Einsatz von Doktoranden ist an eine *Ausnahmegenehmigung* gebunden, die nach dem Besuch eines Lehrgangs erteilt werden kann. Sie ist jedoch nur für nicht-operative Tätigkeiten gültig.

Jede Institution, in der Tierversuche durchgeführt werden, muß einen *Tierschutzbeauftragten*, oftmals ist dies ein Veterinärmediziner, ernennen. Er berät u. a. bei der Planung und den Formalitäten und kontrolliert die korrekte Tierhaltung und Durchführung der Versuche. Wenn man vorhat, tierexperimentelle Studien durchzuführen, sollte man sich frühzeitig mit ihm in Verbindung setzen. Der Tierschutzbeauftragte begutachtet den Antrag für genehmigungspflichtige Tierversuche und gibt eine Stellungnahme dazu ab. Diese Unterlagen gehen an das zuständige Regierungspräsidium, bei dem die Entscheidung über Annahme oder Ablehnung des Antrags liegt. Wie jeder Verwaltungsakt kann auch dieser vor dem Verwaltungsgericht angefochten werden.

Übertretungen des Tierschutzgesetzes können mit einer Geldstrafe bis zu DM 50 000.- und zwei Jahren Freiheitsentzug bestraft werden. Zusätzlich werden alle weiteren Genehmigungen entzogen.

Veröffentlichung

Bei der *Veröffentlichung* der Ergebnisse von Tierversuchen müssen die Randbedingungen exakt dokumentiert werden. Dazu gehören Art, Abstammung, Alter, Geschlecht und Größe der Tiere und die "Umweltbedingungen" wie Käfigbeschaffenheit, Raumtemperatur, Luftfeuchtigkeit, Beleuchtung und Fütterung.

5 Finanzierung

Mit Beginn der Doktorarbeit beginnt für viele Studenten eine *finanzielle Durststrecke,* zum einen entstehen zusätzliche Kosten, zum anderen bleibt weniger Zeit für einträgliche Nebentätigkeiten.

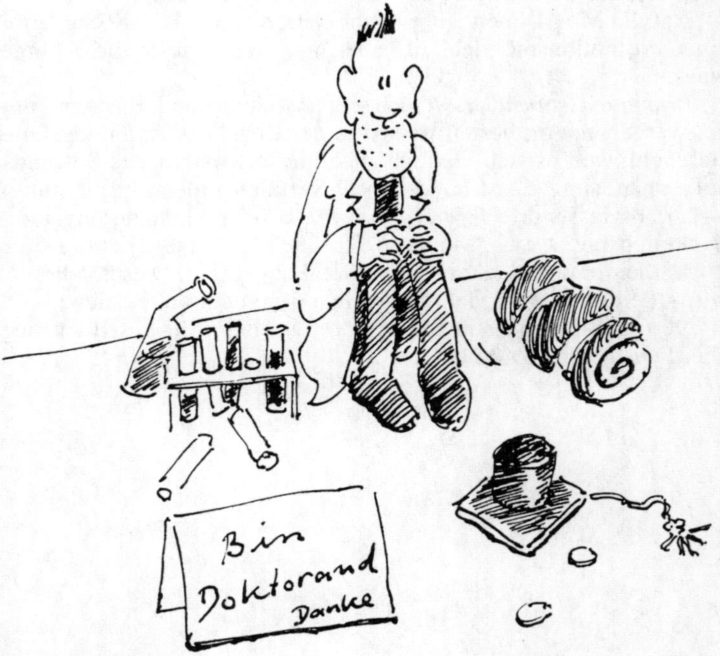

Finanzielle Unterstützung erhält z. B. der Doktorand, der an Forschungseinrichtungen wie dem Max-Planck-Institut promoviert. Hier muß meist ein Urlaubssemester eingelegt werden, da es sich in aller Regel um eine ganztägige Beschäftigung handelt. Manche Dissertationen können auch im Rahmen einer HiWi-Stelle, also als wissenschaftliche Hilfskraft erstellt werden.

Eine andere Finanzierungsmöglichkeit bieten die *Begabtenförderungswerke.* Informationen hierzu sind über das Bundesministerium für Bildung und Wissenschaft erhältlich.

Alle Studenten, deren Lebensunterhalt durch BAFöG oder andere Unterstützungsleistungen nicht garantiert ist, können u. U. *Sozialhilfe* erhalten. Nützliche Informationen hierzu enthält der vom deutschen Studentenwerk herausgegebene Ratgeber "Sozialhilfe für Studierende".

Für Studenten am Ende des Studiums oder zwischen Studium und Arbeitsbeginn besteht die Möglichkeit, über die Apotheker- und Ärztebank an Kredite zur Studienbeendigung oder Promotionsfinanzierung heranzukommen; für studentische Mitglieder im Hartmannbund ist ein größerer Kreditumfang möglich.

Auf die Möglichkeit einer Kombination von z. B. AiP-Stelle mit einer Promotionsmöglichkeit haben wir bereits auf Seite 7 hingewiesen.

Promotionsstipendien werden teilweise auch von Industriestiftungen vergeben. Am besten wissen in der Regel die Abteilungsleiter Bescheid, weil es sich vielfach auch um fachspezifische Stiftungsgelder handelt (z. B. Mildred-Scheel-Stiftung, Volkswagenstiftung).

Die umfassendste *Informationsquelle* über Finanzierungsmöglichkeiten bietet das "Medikon Jahrbuch – Preise, Wettbewerbe, Stipendien in der Medizin" vom Medikon-Verlag. Dieses Jahrbuch wird alle drei bis vier Jahre aktualisiert und enthält Nachweise zu ca. 900 Preisen und 800 Stipendien. Der Preis für das Buch liegt allerdings bei fast DM 50.-.

6 Vorgehensweise bei vorhandenem Thema

Erste Durchsicht der Literatur
Grundlage jeder wissenschaftlichen Arbeit ist ein sorgfältiges *Literaturstudium* ähnlicher Veröffentlichungen (siehe Kapitel 8). Literatur zum Thema sollte vor Beginn der Arbeit und im weiteren Verlauf immer parallel gelesen werden. Interessante oder wichtige Aspekte können entweder im jeweiligen Artikel angestrichen oder kurz auf einem gesonderten Blatt bzw. im PC dokumentiert werden. Später bleibt oft nur noch eine vage Vorstellung über ein bestimmtes Detail im Gedächtnis und es kann sehr mühsam sein, die entsprechende Literaturstelle dann exakt zu zitieren bzw. bei laufenden Arbeiten zum Vergleich heranzuziehen. Unabdingbare Voraussetzung jedes Literaturstudiums sind gute *Englischkenntnisse*, da alle wesentlichen Publikationen in englischsprachigen Zeitschriften publiziert sind.

Studiendesign
Hat man mit dem Betreuer eine grobe Konzeption über die weitere Vorgehensweise der Datenerhebung bzw. des Versuchsablaufs entwickelt, sollte man unbedingt zusammen mit dem Doktorvater bei einem Mitarbeiter des *biomathematischen Instituts* vorsprechen. Nur wenn er grünes Licht gibt, kann unverzüglich mit der Befunderhebung begonnen werden. Unnötiges Zögern zu Beginn verschleppt die Arbeit und läßt den anfänglich vorhandenen Schwung auf beiden Seiten erlahmen.

In der Regel sind weder Literaturarbeiten noch experimentelle Arbeiten vom Schreibtisch aus exakt planbar. Um ein gutes Design entwickeln zu können, sind Fehler leider oft unvermeidbar; sie müssen dann konstruktiv umgesetzt werden. Zu langes und zu exaktes Literaturstudium kann jede noch so klare Fragestellung zerpflücken. Man verliert sich in Detailproblemen und der Überblick geht verloren. Entscheidend ist das Prinzip von *trial and error.* Natürlich ist bei einer Änderung des Studiendesigns eine *erneute Rücksprache* mit dem Statistiker vonnöten.

Zwischenauswertung

Nach Erhebung der Daten von z. B. einem Zehntel der Probanden bzw. Versuchstieren ist es sinnvoll, eine Zwischenauswertung durchzuführen. Auch bei experimentellen Arbeiten muß die Strategie nach Abschluß der Vorversuche oder Probeläufe *kritisch* überdacht werden. Fehlende Signifikanzen oder ein vermeintlich "fehlendes Ergebnis" dürfen in dieser Phase *nicht entmutigen.* Viele Doktorarbeiten ergeben, daß kein wesentlicher Unterschied zu etablierten Therapien o. ä. gefunden wird.

Kein Ergebnis ist auch ein Ergebnis.

Die folgenden Fragen sind *unabhängig* vom Ergebnis der Zwischenauswertung zu sehen:

- Stehen die für die Studie evtl. benötigten *Geldmittel* auch in Zukunft zur Verfügung?
- Ist der ursprünglich veranschlagte Zeitaufwand realistisch?
- Hat man überhaupt an der Arbeit ausreichendes Interesse, um sie über weitere Monate oder noch längere Zeit durchzuhalten?
- Klappt die Zusammenarbeit mit dem Betreuer?

Wer bei diesen Fragen insgesamt zu einem eher negativen Fazit kommt, darf sich nicht scheuen, die Arbeit abzubrechen. Man erspart sich hierdurch viel unnötige Mühe und Frust. Entsprechendes gilt für den Betreuer.

7 Beispiele

Die Vor- und Nachteile der einzelnen Grundtypen von medizinischen Dissertationsarbeiten lassen sich am besten mit Hilfe *konkreter Beispiele* darstellen.

Diese können nur einen kleinen Teil möglicher Themenbereiche illustrieren. Jede Arbeit hat ihre eigenen Vor- und Nachteile, die sich oftmals erst im Laufe der Zeit herausstellen. Dann ist es wichtig, pragmatische Lösungen zu finden, ohne daß die Ergebnisse zu viel Qualität oder Aussagekraft verlieren.

Organisatorische Schwierigkeiten werden hier nur am Rande erwähnt, können aber mitunter das beste Thema und die beste Zusammenarbeit massiv beeinträchtigen. Mit etwas gutem Willen und ausreichender Flexibilität sollten aber bei guter Arbeitsatmosphäre und grundsätzlichem Interesse am Thema tragfähige Kompromisse zu finden sein.

7.1 Literatur- bzw. medizinhistorische Arbeit

Thema. Ursachen eines sekundären Hypogonadismus.

Einführung. In der Endokrinologie werden verschiedene Formen des Hypogonadismus unterschieden. Die Formen des primären Hypogonadismus beziehen sich auf ein Versagen des Endorgans, d. h. es liegt eine in- oder exkretorische Hodeninsuffizienz vor.

Bei einem sekundären Hypogonadismus liegen die Ursachen außerhalb des Endorgans. Entsprechend der hierarchischen Struktur der Hormondrüsen kommen hier z. B. hypophysäre oder hypothalamische Störungen in Betracht. Zahlenmäßig jedoch weit häufiger sind Krankheitsbilder, die im Rahmen einer internistischen Grunderkrankung zu einem Hypogonadismus führen (z. B.

Leberzirrhose, Hämochromatose, terminale Niereninsuffizienz). Diese Formen eines sekundären Hypogonadismus fanden bisher relativ wenig Beachtung.

Die geplante Literaturarbeit soll möglichst lückenlos sämtliche bisher in der Weltliteratur publizierten Formen eines sekundären Hypogonadismus, insbesondere bei internistischen Erkrankungen, zusammenfassen.

Arbeitshypothese. Bei einer Vielzahl von internistischen Erkrankungen kann ein Hypogonadismus als Epiphänomen auftreten. Häufig wird daran nicht gedacht.

Vorgehensweise. Wie bei jeder Arbeit muß zunächst eine umfangreiche Literaturrecherche durchgeführt werden. Es müssen sämtliche Arbeiten, d. h. auch ältere Arbeiten gesucht und durchgesehen werden. Der nächste Schritt ist die Erarbeitung einer Grobeinteilung der Formen des sekundären Hypogonadismus nach Grundkrankheiten. Die einzelnen Arbeiten müssen zugeordnet und Vergleichstabellen, entsprechend den publizierten Fallzahlen, erstellt werden. Findet man nicht genügend Literatur, so kann man umgekehrt bei häufigen internistischen Krankheiten, wie z. B. Herzinsuffizienz, arterielle Hypertonie, Niereninsuffizienz, nach dem Auftreten eines Hypogonadismus suchen. Noch mehr als bei den Literaturrecherchen für andere Arbeiten steht hier die Vollständigkeit im Mittelpunkt.

Probleme. Problematisch kann die Beschaffung der Artikel sein. An kleineren Universitäten werden in der Regel nur die wichtigsten Zeitschriften zugänglich sein. Ein Ausflug nach Köln an die Zentralbibliothek oder eine schriftliche Anforderung (Fernleihe, siehe S. 52) können weiterhelfen. Möglichst sollte dieser Ausflug in elektronischer Form erfolgen (s. Seite 44). Ob die entsprechenden Zeitschriften dort vorhanden sind, läßt sich in der Regel an der Heimatuniversität in der Bibliothek über Mikrofiche feststellen.

Ein weiteres Problem stellen Publikationen in exotischen Fremdsprachen (z. B. japanisch, chinesisch etc.) dar. Wenn ein englischsprachiger Abstract vorhanden ist, kann die Arbeit vielleicht trotzdem verwendet werden.

Vorteile. Der Vorteil dieser Art der Dissertation liegt in der zeitlichen Unabhängigkeit. Die Arbeit ist weitgehend planbar und könnte theoretisch innerhalb einiger Monate zum Abschluß gebracht werden.

7.2 Retrospektive Datenerhebung aus Krankenblättern

Thema. Wertigkeit der C-Peptid-Bestimmung bei der Abklärung bzw. Differentialtherapie einer gestörten oralen Glukosetoleranz.

Einführung. Beim insulinpflichtigen Diabetes mellitus besteht ein absoluter Insulinmangel. Das C-Peptid als in äquimolarer Menge produzierter Indikator der Insulineigenproduktion ist beim Typ-I-Diabetes charakteristischerweise nicht nachweisbar. Im Gegensatz hierzu besteht beim Typ-II-Diabetes mit Insulinresistenz in der Regel ein erhöhter C-Peptid-Spiegel im Serum. Die Insulin(rest)sekretion kann durch intravenöse Gabe von Glukagon stimuliert werden. Das Ausmaß der C-Peptid-Antwort im sogenannten Glukagontest gilt als Maß der Restsekretionskapazität der Inselzellen. Inwieweit der Test verschiedene Gruppen mit gestörter oraler Glukosetoleranz im Hinblick auf eine unterschiedliche Therapie (z. B. Diät, orale Antidiabetika, Insulin) unterscheiden kann, ist umstritten. Deshalb soll in einer retrospektiven Auswertung von Krankenblättern einer endokrinologischen Ambulanz untersucht werden, ob sich Gruppenunterschiede bei einzelnen Diagnosen bzw. bei speziellen Therapieschemata ergeben.

Arbeitshypothese. Die Durchführung des Glukagontestes bringt keinen wesentlichen Informationsgewinn.

Vorgehensweise. Anhand der Laborbücher werden die Patienten aus der Ambulanzkartei herausgesucht, bei denen in einem bestimmten Zeitraum C-Peptid bestimmt wurde. Auf einem PC wird ein Datenerhebungsbogen konzipiert. Er enthält neben Angaben über Alter, Geschlecht, Nebendiagnosen die wesentlichen endokrinen Funktionstestergebnisse (z. B. oraler Glukosetoleranztest, Glukagontest). Außerdem sollen die Eingangs- bzw. Verdachtsdiagnose und die Enddiagnose dokumentiert werden. Ebenso wird von jedem Patienten die Therapie vor und nach Diagnostik bzw. die Therapieempfehlung der Universitätsklinik an den Hausarzt im Bogen eingetragen. Anhand der Diagnosen und Therapieschemata können dann Gruppenvergleiche angestellt werden. Ergänzend bietet es sich an, eine Kosten-Nutzen-Relation durchzuführen. Die Arbeit sollte mit einem klaren Fazit für die Praxis enden.

Probleme. Probleme der Arbeit sind die unterschiedlich gute Dokumentation der Eingangsdiagnosen und späteren Therapieempfehlungen, da nicht immer ein abschließender Arztbrief aufgefunden werden kann. Unter Umständen muß jedes Krankenblatt mit dem Betreuer durchgesprochen werden, da dem Doktoranden in der Regel die Erfahrung fehlt, aus den Rohdaten eine Diagnosegruppe zu wählen. Manche Handschriften sind schwer lesbar. Der Erhebungsbogen muß in der Anfangsphase immer wieder den tatsächlich in den Akten vorhandenen Daten angepaßt werden. Die statistische Auswertung erfordert eine enge Kooperation mit den Biomathematikern.

Vorteile. Vorteile sind die leichte Zugänglichkeit der Akten, das klar abgegrenzte Thema, sowie die Möglichkeit, in kurzer Zeit sehr viele Daten erheben zu können. Der Doktorand ist in der Zeitplanung "nur" von sich selbst und dem Betreuer abhängig.

7.3 Prospektive Untersuchung von Probanden bzw. Patienten

Thema. Normalwerte des Kalzitoninstimulationstests mit Pentagastrin bzw. Kalzium.

Einführung. Kalzitonin ist der verläßlichste Tumormarker des medullären Schilddrüsenkarzinoms. Medulläre Schilddrüsenkarzinome können sporadisch oder im Rahmen der familiären multiplen endokrinen Neoplasie Typ II auftreten. Zum Screening von Familienmitgliedern wird die Durchführung eines Kalzitoninstimulationstestes mit Pentagastrin bzw. Kalzium empfohlen. In den letzten Jahren wurde eine neue Kalzitoninbestimmungsmethode mittels eines Enzym-Immuno-Assays eingeführt. Mit den herkömmlichen Radio-Immuno-Assays war es definitionsgemäß relativ einfach möglich, zwischen gesunden und möglicherweise kranken Familienmitgliedern zu unterscheiden, da Kalzitonin beim Gesunden nicht über die untere Nachweisgrenze der Bestimmungsmethode hinaus anstieg. Die neu eingeführte Bestimmungsmethode ist jedoch deutlich empfindlicher, so daß sich hier die Notwendigkeit ergibt, an einem größeren Kollektiv von Normalpersonen das Ausmaß des physiologischen Anstiegs von Kalzitonin nach Pentagastrinstimulation neu zu definieren.

Arbeitshypothese. Eine normale Stimulierbarkeit von Kalzitonin nach Pentagastrin bis etwa 150 mg/dl wird angenommen. Beim Pentagastrintest ist es ausreichend, lediglich einen Null- und einen Fünfminutenwert zu bestimmen.

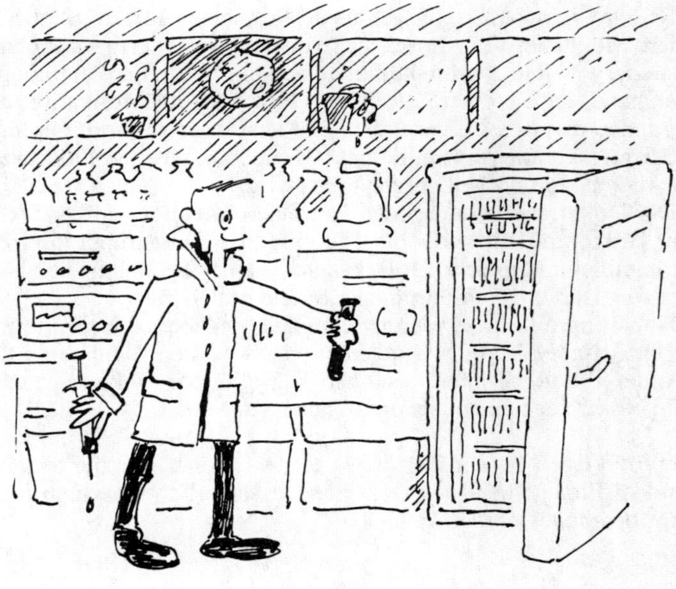

Vorgehensweise. Da es sich um eine intravenöse Injektion bei Probanden handelt, muß vor Beginn der Studie ein Antrag an die Ethikkommission gestellt werden (siehe Kapitel 3). Die Blutabnahmen müssen standardisiert durchgeführt werden, d. h. in diesem Fall morgens nüchtern. Kalzitonin muß dann in allen Blutproben mit der gleichen Methode bestimmt werden. Dies ist eine wesentliche Voraussetzung für die Vergleichbarkeit unterschiedlicher Datensätze innerhalb der Arbeit Möglicherweise ist das Ausmaß der Kalzitoninstimulation alters- und geschlechtsabhängig.

Denkbar sind zwei Altersgruppen, z. B. 20- bis 40- und 41- bis 60jährige; jeweils 20 Männer und 20 Frauen. Kalzitonin wird vor und 2, 3, 5 und 10 Minuten nach intravenöser Pentagastrininjektion bestimmt.

Probleme. Die Zustimmung der Ethikkommission muß abgewartet werden. Sie wird u. a. vom Vorhandensein einer Probandenversicherung abhängen. Es muß geklärt werden, ob die Herstellerfirma der Assays bereit ist, die sicherlich nicht unerheblichen Kosten der Versicherung zu tragen.

Es wird schwierig sein, genügend Probanden für die Studie zu finden. Möglicherweise lassen sich von der Herstellerfirma Probandengelder erhalten. Darum kümmert sich am besten der Abteilungsleiter bzw. der Betreuer. Zusätzlich läßt sich die Motivation der Probanden dadurch steigern, daß eine ausführliche endokrinologische Untersuchung einschließlich Hormonanalyse, Schilddrüsen- und Abdomenultraschall durchgeführt wird.

Der Doktorand kann bei der Terminkoordination helfen. Wenn jeder Doktorand einer 10- bis 15köpfigen Arbeitsgruppe drei bis vier Familienmitglieder oder Bekannte zu einer Teilnahme überzeugen kann, ist die Durchführung der Studie gesichert.

Nur wenn alle diese Voraussetzungen gegeben sind, sollte mit dem praktischen Teil der Studie begonnen werden. Wenn eine Lösung der Probleme nicht absehbar ist, sollte der Doktorand vielleicht besser nach einem anderen Thema suchen.

Vorteil. Vorteil ist ein klar abgegrenztes Thema, das bei entsprechendem Engagement des Doktoranden sicherlich innerhalb eines Jahres bearbeitet werden kann.

7.4 Entwicklung einer Methode zur Aufarbeitung von Seren mit einem bestimmten Merkmal

Thema: Auftrennung von TSH mittels einer FPLC (Fast Performance Liquid Chromatography).

Einführung. Ausgangspunkt der Arbeit ist einerseits die bekannte Tatsache einer Mikroheterogenität von Peptidhormonen und andererseits die klinische Beobachtung, daß bisweilen Patienten mit deutlich erhöhten TSH-Spiegeln klinisch keine Auffälligkeiten zeigen. Es sind bioinaktive TSH-Subfraktionen zu vermuten. Mit einer FPLC lassen sich Proteinfraktionen relativ schnell und schonend trennen. Es soll deshalb eine Methode erarbeitet werden, mit der Seren mit hohen TSH-Konzentrationen mittels dieser Chromatographieanlage aufgetrennt werden können.

Arbeitshypothese. Durch Kombination oder Hintereinanderschalten verschiedener FPLC-Säulen lassen sich mehrere TSH-Subfraktionen unterschiedlicher Bioaktivität trennen.

Vorgehensweise. Der erste Schritt ist die genaue Einarbeitung in moderne Chromatographieverfahren. Dann muß mit zahlreichen Probeläufen, beispielsweise mit der Kombination mehrerer Chromatographiesäulen versucht werden, eine geeignete Trennmethode zu entwickeln. Der Nachweis von TSH in den einzelnen Fraktionen erfolgt nach der Auftrennung über die FPLC mit einem konventionellen Radio-Immuno-Assay.

Probleme. Probleme sind neben der methodischen Entwicklung der Trennmethode u. U. die Beschaffung ausreichender Serummengen. Hierbei ist insbesondere darauf zu achten, daß die Seren jederzeit dem jeweiligen Probanden zuordenbar sind. Es handelt sich um eine reine Laborarbeit ohne Patientenkontakt, was je nach Person als vorteilhaft oder nachteilig empfunden werden kann. Eine derartige Arbeit ist hochinteressant und innovativ, verlangt jedoch extrem viel Geduld und Durchhaltevermögen. Sie ist bei Gelingen sicher ein summa cum laude wert, aber vom Umfang her eher einer Habilitationsschrift entsprechend und im zeitlichen Rahmen nicht oder kaum planbar.

Die Studie erfordert nicht unerhebliche Geldmittel, die im Rahmen von Drittmittelprojekten vorhanden sein müssen bzw. vor Studienbeginn beschafft werden müssen.

Vorteile. Vorteile bestehen wie bei fast jeder experimentellen Arbeit darin, daß sich bei guter Reproduzierbarkeit der neuen Methode viele andere Möglichkeiten ergeben, Serumproben zu untersuchen. Dies betrifft sowohl TSH als auch andere Peptidhormone. Bei entsprechender Verfeinerung der Methode können auch Seren mit normalen, niedrigen oder TRH-stimulierten TSH-Werten analysiert werden.

Unmittelbare Vorteile ergeben sich hieraus für den Doktoranden nicht. Allerdings kann er für sich beanspruchen, die Methode entwickelt zu haben, was ihm eine sehr gute Note einbringen wird. Außerdem wird er auf dem Stellenmarkt an Universitätskliniken sehr gesucht sein und kann sich für eine wissenschaftliche Laufbahn gute Voraussetzungen schaffen.

7.5 Tierexperimentelle Arbeit

Thema. Führt Low-dose-Heparin-Gabe zu einem erhöhten Hirnblutungsrisiko bei Polytraumatisierten?

Einführung. In der Regel werden stationäre Patienten low-dose-heparinisiert. Bei Polytraumatisierten ist theoretisch ein erhöhtes Hirnblutungsrisiko denkbar, wenn ein ischämischer Hirnschaden vorliegt, da durch die Ischämie auch die Gefäße geschädigt werden können. Andererseits sind Polytraumatisierte besonders thrombosegefährdet und benötigen eine ausreichende Prophylaxe.

Arbeitshypothese. Unter Low-dose-Heparingabe kommt es nicht zu einer gesteigerten Anzahl von Hirnblutungen bei Polytraumatisierten.

Vorgehensweise. Es soll ein Tiermodell entwickelt werden, das auf die klinische Situation angewandt werden kann. An Ratten wird durch kurzzeitige Unterbindung einer bzw. beider Karotiden ein ischämischer Hirnschaden erzeugt. Nach Reperfusion wird Heparin in unterschiedlichen Dosierungen appliziert. Kurze Zeit später werden die Tiere getötet, die Gehirne entnommen und in Serienschnitten histologisch auf vorhandene Blutungen untersucht.

Probleme. Das Design des Tierversuchs enthält viele mögliche Variablen: Dauer der Karotisunterbindung, Reperfusionsdauer, Heparindosierung, Tötungsart und intraindividuelle Unterschiede in der Gefäßversorgung.

Viele Fragen sind offen: Kann überhaupt ein ischämischer Hirnschaden auf die geplante Weise erzeugt werden? Wie ist die Reperfusionsdauer quantifizierbar? Wie läßt sich ein ischämischer Hirnschaden eindeutig dokumentieren bzw. quantifizieren? Sind die Blutungen quantifizierbar? Wie können Blutungsartefakte ausgeschlossen werden? Wie wirkt sich der Streß bei der Tötung aus? Inwieweit sind die Ergebnisse auf den Menschen übertragbar?

Die vielen offenen Fragen müssen unbedingt vor Beginn der Studie geklärt sein, ansonsten ist von einer Annahme der Arbeit dringend abzuraten.

Vorteile. Der Doktorand lernt die verschiedensten Aspekte experimentellen Arbeitens, insbesondere mit Tiermodellen, kennen. Für späteres wissenschaftliches Arbeiten ist dies ein unschätzbarer Vorteil. Eine kritische Sichtweise experimenteller Ansätze wird vermittelt. Der Doktorand erkennt die Komplexität biologischer Systeme sozusagen hautnah. Die Arbeit berührt sowohl klinisch-praktische als auch mehr theoretische Aspekte. Der Doktorand erhält Einblick in verschiedene Methoden (z. B. Präparation, Histologie, Pharmakologie).

8 Literaturbeschaffung

Eine wissenschaftliche Veröffentlichung lebt vom *Vergleich* eigener Ergebnisse mit denen anderer, auf verwandten Gebieten tätiger Mediziner in aller Welt. Dieser Vergleich bringt es mit sich, daß Literatur erst gesucht, dann besorgt, gelesen, ggf. in irgendeiner Form in die eigene Arbeit integriert und schließlich zitiert werden muß. Der Leser hat dadurch die Möglichkeit, sich die Originalarbeit zu besorgen.

Als *erster Schritt* muß eine *Literaturrecherche* durchgeführt werden. Dazu benötigt man eine Suchstrategie und Schlüsselwörter (keywords). Der folgende Abschnitt behandelt den Weg von der Recherche zum Zitat. Wir stellen dabei mehrere Systeme vor, die sich hinsichtlich Einarbeitungszeit und Komfort erheblich unterscheiden, die aber – bei korrekter Arbeitsweise – zumindest ähnliche Ergebnisse liefern sollten. Welches System man einsetzt, wird in den meisten Fällen von dem Angebot der Universitäten und den eigenen finanziellen und zeitlichen Möglichkeiten abhängen.

8.1 Literaturbeschaffung durch den Doktorvater

Oft bietet der Doktorvater seine Hilfe bei der Literaturbeschaffung an. Leider beschränkt sich dieses Angebot häufig auf die Literatur, welche in Fachzeitschriften erscheint, die im jeweiligen Institut abonniert sind. Die zur Verfügung stehenden Bücher oder Kongreßberichte sind meistens schon älter, so daß man sich *nicht* mit dieser Art der Literaturbeschaffung *begnügen* sollte. Es ist sinnvoll, wenn man sich einige Artikel vom Doktorvater geben läßt oder aus seiner Literaturliste heraussucht. In einer Art Schneeballsystem kann man über die Literaturangaben dieser Arbeiten weitere wichtige Publikationen zu diesem Thema finden. Naturgemäß findet man somit nur ältere Arbeiten. Diese Art der Literatursuche ist zwar bequem, aber *nicht umfassend* genug, und kann deshalb nur als Einstieg in die Literaturarbeit dienen. Falls der Doktorvater viel zum betreffenden Themenbereich gearbeitet hat und arbeitet, wird er natürlich über eine Menge aktueller Literatur verfügen. In jedem Fall sollte anhand einer Literaturrecherche sichergestellt werden, daß keine wesentlichen Arbeiten übersehen werden.

Das Studium der vorhandenen Artikel, im Fachjargon spricht man meist von "papers", ist vor der nun folgenden Literaturrecherche nützlich. Man sollte sich die Begriffe notieren, die als *Schlagwörter* für weitere Artikel zu diesem Thema nützlich sein können. Bei vielen Fachzeitschriften sind die Schlagwörter, unter denen die entsprechende Arbeit im Index Medicus erfaßt ist, unter dem Abstract (Zusammenfassung) aufgeführt.

8.2 Die verschiedenen Recherchemöglichkeiten

Es gibt eine Vielzahl von *Literaturkatalogen* und *-datenbanken.* In den meisten Fällen ist der Index Medicus, bzw. sein elektronisches Pendant MEDLINE ausreichend. Bei speziellen Fragestellungen wird man allerdings auf andere Datenbanken zurückgreifen müssen. In den folgenden Abschnitten sind einige davon kurz beschrieben. Bei Fragen und Problemen sollte man sich frühzeitig an einen Bibliothekar der Universitätsbibliothek wenden.

8.2.1 Herkömmliche Recherchetechniken

Index Medicus

Den Index Medicus gibt es seit über 100 Jahren. Er besteht aus zwei Teilen: einem Autoren- und einem Schlagwortverzeichnis. Die Verzeichnisse werden monatlich aktualisiert und jahrgangsweise in Form mehrerer Bände als *Cumulated Index Medicus* zusammengefaßt. Es ist allerdings damit zu rechnen, daß eine zum Jahresende erscheinende Arbeit erst im Index Medicus des folgenden Jahres erscheint, da zwischen dem Erscheinen des Artikels und der Erfassung im Index Medicus sechs bis zwölf Monate liegen.

Im *Autorenverzeichnis* sind sämtliche Erst- und Koautoren mit den vollständigen Literaturangaben aufgelistet.

Im *Schlagwortverzeichnis* findet man Artikelnachweise zu einem bestimmten Thema, wenn dieser Artikel mit dem entsprechenden Schlagwort versehen wurde. Diese Artikelnachweise, Zitate oder Bibliographien genannt, beinhalten Erstautor, Titel, Zeitschrift, Jahrgang, Band und Seitenzahl.

Die Artikel sind unter dem betreffenden Schlagwort nach Sprachen gruppiert; nach den englischen Publikationen folgen die anderen in der alphabetischen Reihenfolge der Sprachen. Wenn bei einer nicht-englischen Arbeit ein englischer Abstract vorhanden ist, wird dies vermerkt. Die Schlagwörter werden von der "National Library of Medicine" vergeben und im *MeSH-Katalog* aufgelistet (MeSH = Medical Subject Heading). Hierbei handelt sich um einen kontrollierten Satz von 16 000 Vokabeln, die hierarchisch in 15 Baumstrukturen, wie z. B. Anatomie, Krankheiten oder Medikamente aufgegliedert sind. Dazu gibt es noch einen Satz von 76 Unterpunkten (subheadings), wie z. B. Therapie oder Diagnose, die die Spezifität der eigentlichen Schlagwörter erhöhen. Deswegen ist es sinnvoll, die eigenen Schlagwörter zuerst anhand eines Englischlexikons und anschließend mit dem MeSH-Katalog zu *vergleichen*, um sicherzustellen, daß nach den richtigen Begriffen gesucht wird.

Oftmals erscheinen Arbeiten zu einem neuen Thema, bevor ein entsprechendes Schlagwort vergeben wird. So wurde beispielsweise die perkutane transluminale Angioplastie (PTA) in über 1000 Arbeiten beschrieben, bevor dieses Schlagwort in den MeSH-Katalog aufgenommen wurde. Diese Arbeiten entgehen einem bei einer Schlagwortsuche, da keine nachträgliche Anpassung erfolgt. In so einem Fall kann nur die *Freitextsuche* Abhilfe schaffen.

Im Index Medicus werden keine Abstracts aufgelistet. Deswegen ist es nicht möglich, die gefundenen Arbeiten auf ihre Relevanz zu überprüfen. Aus dem gleichen Grund ist auch nur eine Schlagwortsuche und keine Freitextsuche möglich. Mit der Freitextsuche kann man nach Begriffen suchen, die keine Schlagwörter sind, sondern irgendwo im Abstract oder Titel vorkommen.

Current Contents

Dieses aktuellste Literaturverzeichnis wird wöchentlich vom Institute for Scientific Information (ISI), Philadelphia, USA, herausgegeben. Publikationen werden hier nach maximal zwei Wochen aufgeführt. Der Current Contents gliedert sich in sieben Serien. Die für den Mediziner interessanten sind CC/Life Sciences mit ca. 1200 gelisteten Fachzeitschriften und ein Auszug hieraus, der CC/Clinical Medicine. Nach vier Monaten werden die Zitate im Triannual

Cumulative Journal Index zusammengefaßt. Ähnlich wie im Index Medicus gibt es ein Schlagwort- und ein Autorenverzeichnis. Letzteres liefert die genaue Autorenanschrift, was die Anforderung von Sonderdrucken erleichtert.

Science Citation Index

Die Suchmethode mit dem Science Citation Index (SCI) unterscheidet sich grundsätzlich von den anderen. Er erfaßt ca. 2400 Zeitschriften. Die Zitate werden drei bis sechs Monate nach dem Erscheinen aufgenommen. Der SCI besteht aus vier Teilen.

Im zentralen Teil, dem sog. Citation Index findet man ausgehend von einer Arbeit die Publikationen, die diese Arbeit zitieren. Hierdurch werden jüngere Arbeiten zum selben Thema gefunden. Bei einer inkompletten Literaturangabe kann man die anderen Bestandteile des SCI verwenden. Sie erlauben die Suche ausgehend von Schlagwörtern (Permuterm Subject Index), Autoren (Source Index) oder Instituten bzw. Organisationen (Corporate Index).

Referateblätter

Die Referateblätter enthalten außer den vollständigen Literaturangaben immer einen Abstract. Sie erscheinen zu verschiedenen Fachrichtungen.

Excerpta medica aus Amsterdam referiert Arbeiten aus 42 verschiedenen Fachgebieten. Die monatlich erscheinenden Hefte enthalten auch Kongreßberichte; die Erfassung erfolgt drei bis zehn Monate nach Erscheinen. Zwei wichtige Indizes sind der "Drug Literature Index" und die "Adverse Reaction Titles". Dieses Referateblattsystem ist auch als EMBASE PLUS für die Suche mit dem Computer verfügbar.

Die Zentralblätter gibt es zu 15 Fachbereichen der Medizin. Die Hefte erscheinen mehrmals im Jahr. Die Publikationen werden sechs bis zwölf Monate nach ihrem Erscheinen erfaßt.

Der Springer-Verlag bietet mit Medizin-Profile einen Informationsdienst mit Referaten zu bestimmten Themenbereichen wie z. B. AIDS.

Andere Literaturquellen

Nicht zu unterschätzen sind die *kostenlosen* Literaturdienste der Pharmaunternehmen. Dabei handelt es sich teilweise um sehr gut durchgeführte Literaturrecherchen, die keineswegs nur pharmakologische Fragestellungen betreffen.

Im Archiv des Bundespresseamts werden alle wichtigen Tageszeitungen Deutschlands ausgewertet. Man erhält dort kostenlos Literaturnachweise zu Themen wie beispielsweise der Blüm-Reform.

8.2.2 Moderne Recherchetechniken

MEDLINE ist die bibliographische Datenbank der "National Library of Medicine" und *entspricht* dem Index Medicus. Diese Datenbank enthält etwa 7,5 Mio. dokumentierte Zitate seit 1966, jährlich kommen ca. 350 000 Zitate aus 3400 Zeitschriften dazu. MEDLINE wird monatlich aktualisiert. Neben Angaben zu Autoren, Titel und Schlagwörtern ist in ca. 80 % der seit 1976 erfaßten Publikationen auch ein Abstract gespeichert. Dadurch sind eine sofortige Relevanzprüfung und eine Freitextsuche möglich. Die Verwendung mehrerer Suchbegriffe erlaubt auch eine Kombinationssuche.

Suchstrategie. In aller Regel wird man eine Suche *relativ weitgefaßt* beginnen, um keine relevanten Zitate zu übersehen. Der Anteil der gefundenen unter allen relevanten Ergebnissen heißt recall und ist das Maß für die Trefferquote; ein recall von 0,85 heißt beispielsweise, daß 85 % aller wirklich relevanten Zitate gefunden wurden. Die Präzision ist der Anteil der relevanten Zitate unter allen gefundenen, eine Präzision von 0,6 heißt also, daß 60 % der gefundenen Information relevant sind, 40 % sind nicht verwertbar. Diese Werte hängen einmal von der benutzten Such-Software ab, zum anderen von der eigenen Suchstrategie. Anfänglich wird man also mit einem hohen recall bei niedriger Präzision arbeiten, man nimmt also viele irrelevante Zitate in Kauf, um keine relevanten zu übersehen. Zeigt sich, daß die Zahl der gefundenen Zitate zu gering ist, werden die Suchbegriffe überprüft und evtl. weiter gefaßt. Ist die Zahl der gefundenen Zitate hoch, sollten sie auf Kosten der irrelevanten Zitate eingeschränkt, also die Präzision erhöht werden. Hierzu kann man versuchsweise konkretere Suchbegriffe eingeben, läuft dabei aber Gefahr, auch relevante Artikel zu verlieren. Diese Auslese läßt sich natürlich auch "von Hand" durchführen, indem man alle gefundenen Abstracts durchliest und die relevanten markiert.

Online-Recherchen
Die älteste der "modernen" Recherchetechniken ist eine online-Recherche über das "Deutsche Institut für medizinische Dokumentation und Information", kurz DIMDI, in Köln. Online bedeutet, daß eine direkte Verbindung zum Computer von DIMDI hergestellt wird. Für eine online-Recherche braucht man eine Zugangsberechtigung, die sich für den einzelnen aber kaum lohnen dürfte. Viele Universitäten bieten die online-Recherche als Serviceleistung ihrer Bibliotheken an. Dort sind auch die *Formulare* für den Suchauftrag erhältlich. Man muß allerdings mit längeren *Wartezeiten* rechnen, um einen Termin zu bekommen, sollte sich also rechtzeitig informieren. Eine online-Recherche hat einige Vorteile: Der Hauptvorteil ist die enorme Datenmenge, auf die man über DIMDI Zugriff hat. Über 100 Datenbanken mit Publikationen aus den Bereichen Medizin und Biowissenschaften samt Randgebieten sind verfügbar. Die wichtigste Datenbank für den Mediziner ist MEDLINE. Andere wichtige Datenbanken sind beispielsweise "cancerlit" über die gesamte Onkologie oder "PsycINFO" mit Zitaten aus der gesamten Psychologie.

Suchauftrag. Im Suchauftrag wird außer nach der genauen Themenbeschreibung nach zwei bis drei relevanten Arbeiten zu diesem Thema gefragt. Diese Arbeiten dienen als Basisinformation und Kontrollmöglichkeit für den Recherchierenden. Weiterhin kann man diese Suche einmalig oder auch monatlich über einen gewissen Zeitraum durchführen lassen. Andere Wahlmöglichkeiten betreffen die Anzahl der Fundstellen, Spracheinschränkung (z. B. kein Japanisch) etc.

DIMDI-Recherche. Sie wird von einem Bibliothekar durchgeführt, der sich in der Bedienung des Systems auskennt. Er führt die Recherche nach dem ausgefüllten Suchauftrag durch. Wenn die Möglichkeit besteht, sollte der Doktorand dabei sein, um auftretende Fragen gleich klären zu können. Sollte er nicht teilnehmen können, ist es wichtig, den Suchauftrag sehr *genau* und unmißverständlich zu formulieren, da die Bibliothekare meist keine Mediziner sind. Vor der eigentlichen Recherche empfiehlt es sich, im MeSH-Katalog die eigenen englischen Schlagwörter auf Richtigkeit zu *prüfen,* um später nicht online-Zeit zu verschenken. Einer der großen Nachteile des Systems ist nämlich der *Preis*. Zwar räumt DIMDI den Unis besondere Konditionen ein, aber dennoch kostet die Recherche ca. 100.- DM. Durch einen *Landeszuschuß,* der auf einem *gesonderten Formular* beantragt werden muß, lassen sich diese Kosten nochmals halbieren. Dieser Zuschuß wird in einigen Bundesländern für wissenschaftliches Personal und Doktoranden gewährt. Ein weiterer Nachteil dieser Art zu recherchieren, besteht in der Schwierigkeit, die Relevanz der gefundenen Zitate schnell zu prüfen. Man kann zwar einige Abstracts herunterladen, also auf den Bibliotheksrechner übertragen, und so die Suchstrategie überprüfen, aber das kostet eben wiederum Zeit und Geld.

Das DIMDI bietet auch Privatleuten die Nutzung über T-Online oder Internet an. Für 100.- DM Jahresbeitrag und eine von Suchdauer und heruntergeladener Datenmenge abhängigen zusätzlichen Gebühr können Mediziner in den DIMDI-Datenbanken recherchieren. Wer z. B. einen zu weiten Weg zur UB hat und ein Modem (s. Seite 110) sein eigen nennt, kann diese Alternative in Betracht ziehen.

Internet. Das Internet, "die Mutter aller Computernetze", bietet eine schier unendliche Vielfalt an Informationsquellen. Voraussetzung ist zunächst einmal eine Zugangsmöglichkeit. Viele Institute und Kliniken haben heute bereits eine eigenen Zugang. Falls der Doktorvater nicht darüber informiert ist, empfiehlt sich eine Anfrage bei der Abteilung für Medizinische Statistik o. ä. Alternativ lohnt sich ggf. der Gang zum örtlichen Universitätsrechenzentrum. Entweder kann man dann dort am Rechner im Netz "surfen" oder läßt ein persönliches "Account" einrichten, um mit dem eigenen Modem über das Rechenzentrum Anschluß an das Internet zu erhalten. Der an bestimmten Fragen Interessierte kann dann Meldungen hierzu "abonnieren", bestimmte Treffpunkte besuchen, elektronische Post senden und empfangen. Literatursuchen sind selbstredend auch möglich. Nachteilig bleibt anzumerken, daß eine gehörige Portion Zeit bei der Suche nach Information investiert werden muß. Für Computer-Neulinge scheinen uns die Hürden derzeit noch etwas hoch. Eine Alternative sind kommerzielle Computer-Netze wie America Online, CompuServe etc., die komfortable Verbindungen ins Internet geschaffen haben (s. u.).

Einige Universitätsbibliotheken bieten – vorerst noch versuchsweise – über das Internet Literaturrecherchen im Computernetz der Uni an. Zusätzlich können Arbeiten elektronisch angefordert werden. Falls diese vor Ort verfügbar sind, wird das Original eingescannt und als elektronische Post am nächsten Tag geliefert. Diese elektronischen Dokumente können ausgedruckt werden. Ganz ohne Gang zur Bibliothek und Ärger mit Öffnungszeiten oder defekten Kopierern erhält man so eine Kopie des Originals. Wer also einen Internet-Zugang hat, sollte bei der örtlichen Universitätsbibliothek nachfragen, ob solch ein Serviceangebot bereits realisiert wurde. Leser, die den Sprung ins Internet wagen möchten, empfehlen wir dringend etwas Fachlektüre, die es in großer Auswahl in jeder gut sortierten EDV-Abteilung des Buchhandels gibt.

T-Online. Auch die Post, – Verzeihung – Telekom hat mit T-Online, vormals Datex-J, vormals BTX eine Art Computer-Netz geschaffen. Außer für die bekannten Kontaktanzeigen eignet sich das System eigentlich nur noch für Homebanking, also das Erledigen von Bankgeschäften. Für Mediziner mit Modem durchaus interessant ist die Möglichkeit, Literaturrecherchen bei DIMDI durchzuführen. T-Online kostet derzeit eine monatliche Grundgebühr von DM 8.- plus einige Pfennige pro Minute Benutzungszeit.

CompuServe. Eine andere Möglichkeit der online-Recherche bietet sich für Benutzer des elektronischen Informationssystems CompuServe. Dieser Anbieter ist in Europa seit Jahren erfolgreich tätig. Für ca. DM 15.- monatlich kann der Dienst fünf Stunden genutzt werden, zusätzliche Stunden kosten um DM 5.-. Man kann dann MEDLINE-Recherchen über den angeschlossenen Informationsservice PaperChase durchführen, der vom Beth Israel Hospital in Boston, USA, unterhalten wird. Die entstehenden Gebühren werden zusammen mit den CompuServe-Gebühren über Kreditkarte in Rechnung gestellt. In den meisten Städten bietet CompuServe Einwahlmöglichkeiten an, so daß keine nennenswerten Telefonkosten entstehen. Die Kosten sind insgesamt deutlich geringer als bei DIMDI-Recherchen, allerdings stehen als Datenbanken nur MEDLINE, HEALTH, AIDSLINE und CANCERLIT zur Verfügung, was jedoch in der Regel aureichen sollte. Man kann bei PaperChase auch Fotokopien von recherchierten Artikeln bestellen. Die Kosten liegen bei US-$ 8.- bei Postzusendung, für US-$ 20.- werden die Arbeiten zugefaxt. Auch PsycINFO ist über CompuServe erreichbar.

CompuServe bietet mittlerweile auch einen einfachen Zugang ins Internet.

Weitere Computernetze. Der Branchenriese *America Online* ist in Kooperation mit der Bertelsmann-Verlagsgruppe seit Ende 1995 in Deutschland erreichbar. Der Dienst bietet einen sehr komfortablen Zugang ins Internet, eigene Medizin-Literaturdatenbanken wie etwa

PaperChase sind nicht recherchierbar. Die Preise liegen ähnlich wie bei CompuServe. Andere Netz-Neulinge sind *Microsoft Network*, das jedem Windows-95-Nutzer offen steht und das Pendant *eWorld* von Apple. Bei Microsoft wird noch an einer Verbindung ins Internet gearbeitet, *eWorld* bietet diese bereits an.

CD-ROM

Der derzeit komfortabelste Weg der Literaturrecherche ist die Verwendung von CD-ROM. CD steht für “compact disc”, ROM für “read only memory”. Diese CDs können, wenn sie einmal fabriziert sind, nicht mehr geändert werden. Sie sind im Prinzip nichts anderes als CDs, deren Daten als Musik wiedergegeben werden können; in diesem Fall erhält man eben Textstellen. Voraussetzung ist allerdings ein CD-ROM-Abspielgerät, der heimische CD-Spieler läßt sich dazu (noch) nicht verwenden. CD-ROM-Geräte hingegen sind meist auch zum Abspielen von Musik geeignet.

Viele Unis oder Institute besitzen mittlerweile die Lizenzverträge und die nötige Einrichtung, also PCs, CD-ROM-Laufwerk und Drucker. Auch hier gilt es wieder, sich rechtzeitig um einen *Termin* zu bemühen. Falls das Angebot besteht, sollte man unbedingt an einer *Einführungsveranstaltung* teilnehmen, eine Investition an Zeit, die sich schnell lohnt. Die CD-ROM-Recherche führt der Doktorand alleine durch, und es ist nicht unbedingt ein sachverständiger Bibliotheksangestellter in der Nähe.

Oft besitzt auch die Klinikapotheke solch eine Einrichtung, was vor allem bei PJ-Einsätzen oder Famulaturen in kleineren Krankenhäusern sehr praktisch sein kann.

STOP Bevor wir die zwei wichtigsten Systeme vorstellen, noch einige allgemeingültige Hinweise: Für die erste Sitzung sollte man sich nicht zu viel vornehmen, da man auch nach dem Besuch einer Einführungsveranstaltung einige Zeit braucht, um mit Computer und Software klarzukommen. Viele Unis beschränken die Zeit pro Recherche auf eine Stunde, was leider oft etwas knapp bemessen ist. Vor allem bei Themenbereichen, zu denen in den letzten Jahren wenig publiziert wurde, geht sehr viel Zeit verloren. Da je nach System auf einer CD nur ein Jahrgang – immerhin ca. 300 000 Zitate – Platz hat, muß man die CD öfters wechseln. Abhilfe bieten hier sog. “Speciality Series”, die Literaturzitate zu einem Fachgebiet, z. B. Onkologie, über fünf bis zehn Jahre auf einer CD zusammenfaßt. Recherchen können so 15- bis 25mal schneller durchgeführt werden. Einige Anbieter haben inzwischen mehrere

Jahrgänge auf einer CD komprimiert, die ganze MEDLINE ab 1966 paßt so z. B. auf nur acht CDs.

Die Ergebnisse kann man ausdrucken oder auf Diskette für den Computer zuhause oder im Institut abspeichern. Da das Ausdrucken viel Zeit in Anspruch nimmt und die Druckqualität oft unzureichend ist, sollte man die Fundstellen auf *Diskette kopieren.* Man kann sie später gegebenenfalls über einen anderen PC ausdrucken.

Wie bei der online-Recherche sollte man sich auch hier zuvor Gedanken über die *Suchformulierung* und *Schlagwörter* machen, um wertvolle Zeit am CD-ROM-System zu sparen. Eine anfänglich weitgefaßte Suche ist vorzuziehen, um keine relevanten Arbeiten zu verlieren. Bei sehr speziellen Fragestellungen sollte man u. U. auf eine online-Recherche über DIMDI zurückgreifen, da an den meisten Unis auf CD nur MEDLINE angeboten wird. Der online-Zugriff auf mehr als 100 andere Datenbanken bringt hier deutliche Vorteile.

Die zwei wichtigsten CD-ROM-Software-Systeme sind der "Silver Platter" und der "Knowledge Finder". Beide Systeme sind englischsprachig. Die Geschwindigkeit einer Suche hängt bei allen Programmen von der Komplexität der Fragestellung und der verwendeten Hardware ab.

Silver Platter. Der Silver Platter ist das am weitesten verbreitete CD-ROM-System. Er steht für die Betriebssysteme MS Windows und Apple Macintosh zur Verfügung (siehe S. 105). Für Suchen verwendet das System eine klassische Boole-Logik, d. h. es benutzt Begriffe wie "and", "or", "not" etc. Die Schlagwörter müssen anhand des MeSH-Katalogs geprüft werden, um sicherzugehen, daß der gewählte Begriff als *Schlagwort vorhanden* ist. Falls es dieses Schlagwort nicht gibt oder falls eine Freitextsuche durchgeführt werden soll, besteht die Gefahr, manche relevanten Arbeiten nicht zu finden; der Silver Platter sucht nämlich exakt nach dem eingegebenen Begriff. Es gibt aber die Möglichkeit, verschiedene Wortendungen zu kappen, um mehrere ähnliche Begriffe zu erfassen. Dazu gibt man nach dem Wortstamm ein "*" ein, "neoplas*" findet z. B. "neoplasia", "neoplasm", "neoplasms" etc.

Knowledge Finder. Der Knowledge Finder wurde zuerst für den Apple Macintosh konzipiert. Mittlerweile ist er auch für Windows-Rechner verfügbar. Die *benutzerfreundliche Oberfläche* mit Dialog- und Maussteuerung wurde dabei übernommen.

Der Knowledge Finder kombiniert die klassische Boole-Logik mit einer intelligenten wahrscheinlichkeitsorientierten Suchstrategie. Die relevantesten Zitate werden vom System erkannt und in absteigender Relevanzwahrscheinlichkeit geordnet. Zur Verdeutlichung wird dies graphisch dargestellt. Eine *Überprüfung der Schlagwörter* anhand des MeSH-Katalogs erübrigt sich, da die Suchwörter mittels eines integrierten Synonymlexikons überprüft werden. Zusätzlich wird eine Rechtschreibprüfung durchgeführt. Mehrere synonyme Begriffen werden automatisch durch eine Wortvariantensuche erfaßt. Wenn man beispielsweise die amerikanische Schreibweise "leukemia" eingibt, findet das System auch die englische Schreibweise "leukaemia" und "leukaemic". Die Suche ist völlig frei formulierbar, z. B. wie folgt: "Is surgery a valid treatment in thyrotoxic crisis of elderly patients?". Der Knowledge Finder bewertet die eingegebenen Wörter nach ihrer Bedeutung und ignoriert Füllwörter.

Die Bedienung des Programms ist leicht zu erlernen. Es werden keine besonderen Befehlswörter benötigt; der Knowledge Finder leitet den Benutzer im Dialog.

Zusätzlich kann man das Synonymlexikon des Knowledge Finder als "elektronischen Pschyrembel" benützen, denn es enthält auch Begriffserläuterungen.

Das Zusatzprogramm Easy Order ermöglicht die automatische Fernbestellung des gesamten Artikels über Modem bei der Zentralbibliothek der Medizin in Köln. Der Artikel wird dann wahlweise per Post, Eilpost oder Fax geschickt; die Kosten hierfür liegen zwischen DM 8.- und 25.-.

8.2.3 Erfahrungen mit den verschiedenen Systemen

Der Umgang mit dem *Index Medicus* ist umständlich, zeitraubend und liefert nicht unbedingt ein genaues und vollständiges Ergebnis. Man findet eventuell einige Zitate, die sich als irrelevant herausstellen und dafür gehen einem manch andere verloren, weil keine Freitextsuche möglich ist. Somit empfiehlt sich die Literaturrecherche mit dem Computer.

Die *DIMDI-Recherchen* liefern, falls der Suchauftrag genau formuliert ist, ein recht gutes Ergebnis. Häufig ist aber die Anzahl der gefundenen Zitate sehr hoch und eine Einschränkung schwierig. Ein großer Vorteil der DIMDI-Recherche ist der mögliche Zugriff auf andere Datenbanken. Dies ist z. B. sehr hilfreich bei Suchen zu

Themen aus medizinischen “Grenzgebieten”. Nachteile sind die Kosten und Terminschwierigkeiten.

Bei Recherchen über T-Online oder Internet sind natürlich die Kosten und Termine kein Problem mehr. Nachteilig bleibt die etwas spartanische Suchsoftware. Zudem ist die Konfiguration von Modem und Software auch für erfahrene Computer-Benutzer oft ein frustrierendes Unterfangen.

Die kostenlose Benutzung der *CD-ROM-Systeme* ist ein Vorteil gegenüber der DIMDI-Recherche über die Bibliothek. Nach etwas Einarbeitungszeit liefert diese Methode die besten Rechercheergebnisse, da eine direkte Einsicht in die Abstracts und je nach Bedarf eine Umformulierung der Suche möglich ist. Die größte Benutzerfreundlichkeit bietet der *Knowledge Finder,* dadurch ist er auch für einmalige oder gelegentliche Benutzer sehr geeignet. Auch für den erfahrenen Benutzer bietet er, beispielsweise durch seine Relevanzanzeige oder die Wortvariantensuche, Vorteile gegenüber dem *Silver Platter.*

Die Suchgeschwindigkeit hängt ab von der Komplexität der Suche und der Hardware, also Art und Geschwindigkeit des Computers und des CD-ROM-Laufwerks.

☞ **Noch einige Tips:**

- Möglichst mit CD-ROM oder online recherchieren.
- Wissen was gesucht wird; dazu erst einmal einige Artikel lesen, beispielsweise vom Doktorvater.
- Das Ergebnis ist immer von einer gewissen Routine abhängig, egal mit welcher Methode gearbeitet wird.
- Rechtzeitig eine Einführungsveranstaltung besuchen oder mit der Einarbeitung beginnen.
- Mit weitgefaßten Suchformulierungen beginnen, um keine relevanten Publikationen unwissentlich auszuschließen.
- Bei enger gefaßten Suchformulierungen kontrollieren, welche Arbeiten wegfallen.
- Im Zweifelsfalle ist es sicherer, die endgültige Auswahl interessanter Arbeiten anhand des Ausdrucks vorzunehmen.

8.3 Bibliothek/Fernleihe

Für den Mediziner können neben der *Universitätsbibliothek* (UB) auch Staats-, Landes-, und Forschungsinstitutsbibliotheken wie beispielsweise die der Max-Planck-Institute für die Literaturbeschaffung hilfreich sein.

8.3.1 Aufbau einer Bibliothek

Die Bibliothek gliedert sich in verschiedene Bereiche. Im *Freihandbereich* und der *Lehrbuchsammlung* stehen vor allem Lehrbücher, Lexika etc. Sie können selbst ausgesucht und ausgeliehen werden. Die im Lesesaal ausgelegten Bücher und Zeitschriften dürfen nicht ausgeliehen werden, sondern müssen dort gelesen oder photokopiert werden. In manchen Bibliotheken ist der Lesesaal in verschiedene Bereiche getrennt, z. B. Zeitschriften- und Hauptlesesaal.

Der *Katalogsaal* enthält die verschiedenen Kataloge wie Alphabet- und Sachkataloge sowie *Zeitschriftenverzeichnisse*. Mit Hilfe der Kataloge können beispielsweise unvollständige Literaturangaben komplettiert werden oder der Standort einer bestimmten Zeitschrift ermittelt werden. Regelmäßig angebotene Bibliotheksführungen sind der geeignete Einstieg zum besseren Kennenlernen einer Bibliothek.

8.3.2 Vom Zitat zur Originalarbeit

Die ausgedruckten *Literaturzitate mit Abstracts* oder selbst gemachte Karteikarten nach Studium bereits vorliegender Literatur sollten dahingehend geprüft werden, ob die Originalarbeit benötigt wird. Außerdem empfiehlt es sich, die Ausdrucke zu zerschneiden, um jeweils nur ein Zitat pro Blatt zu erhalten. Später kann man somit einfach die *Standortbezeichnung* der Zeitschrift notieren und das Zitat dem kopierten Artikel vorheften.

Zitat. Nur das *vollständige Zitat* ermöglicht das rasche und sichere Auffinden der Originalarbeit. Ein komplettes Zitat beinhaltet den Nachnamen des Erstautors mit den Initialen des Vornamens, den Titel der Arbeit, den Namen, Band und Jahrgang der Zeitschrift sowie die Seitenzahl. Fehlende Angaben können anhand der Kataloge oder einer MEDLINE-Recherche ergänzt werden. Die Zeitschriftennamen im Zitat sind in aller Regel einheitlich abgekürzt. Um auf den vollen Namen zu kommen, muß im Zeitschriftenverzeichnis (List of Journals Indexed in Index Medicus) nachgeschlagen werden. Es wird jährlich aktualisiert. Falls eine Abkürzung nicht enthalten ist, sollte man einfach einen Bibliothekar zu Rate ziehen und evtl. eine Fernleihe versuchen.

Standort. Danach muß der Literatursuchende den Standort der betreffenden Zeitschrift anhand des Standortverzeichnisses herausfinden. Dieses alphabetische Verzeichnis gibt an, in welchen Bibliotheken/Instituten die Zeitschrift vorhanden ist und welche Standortbezeichnung sie dort hat. Außerdem enthält es Angaben darüber, welche Jahrgänge wo vorhanden sind. Es bietet sich an, sofern die Zeitschrift an mehreren Stellen geführt wird, alle entsprechenden Angaben zu notieren, um Ersatzstandorte zu haben, falls eine Zeitschrift einmal nicht erhältlich ist.

Fernleihe. Wird eine Zeitschrift nicht geführt, kann man entweder auf diese Arbeit verzichten oder eine Fernleihe durchführen. Das entsprechende Formular erhält man beim Bibliothekar, bei dem auch die Gebühr zu entrichten ist. Nachteil der Fernleihe ist die Wartezeit von vier bis sechs Wochen. Abhilfe schafft hier der Telefaxdienst der Zentralbibliothek der Medizin in Köln. Vor 14 Uhr bestellte Arbeiten werden in der Regel bis 16 Uhr zugefaxt; die Kosten liegen derzeit bei DM 17.- pro Artikel. Man benötigt außer dem Telefaxbestellschein nur ein Faxgerät, über das mittlerweile die meisten Kliniken und Institute verfügen.

Komfortabel läßt sich diese Bestellung mit Zusatzprogrammen wie Easy Order erledigen (s. Seite 48). Einige UBs bieten auch die elektronische Dokumentenlieferung an (s. Seite 44).

Kopieren. Wer viele Artikel in verschiedenen Bibliotheken kopieren muß, sollte die Literaturnachweise mit den Standortbezeichnungen nach Bibliotheken und Zeitschriften vorsortieren, um unnötige Wege zu vermeiden. Mit der Standortbezeichnung versehen, macht man sich auf den Weg zur entsprechenden Bibliothek. Die Öffnungszeiten der Bibliotheken sind sehr variabel, deshalb sollte man sich unbedingt vorher informieren. Die Suche nach dem Standort der Zeitschrift gestaltet sich mitunter anfänglich recht schwierig, erfahrene Benutzer oder der Bibliothekar helfen aber gerne weiter. Neuere Ausgaben sind als Einzelhefte in Zeitschriftenständern ausgelegt, zwar mit der Standortbezeichnung versehen, jedoch alphabetisch sortiert. Die älteren Jahrgänge sind gebunden nach der Standortbezeichnung sortiert. Ist ein Jahrgang nicht auffindbar, sollte man nachfragen, ob er evtl. beim Buchbinder ist und wann er verfügbar sein wird.

Aus dem entsprechenden Band oder der Zeitschrift wird der gewünschte Artikel herausgesucht und die Angaben noch einmal verglichen. Anschließend geht man zum Kopieren. Hierzu noch einige Tips:

- Genügend Kleingeld oder eine Kopierkarte mitnehmen
- Hefter, Büroklammern, Bleistift mitnehmen
- Von hinten nach vorne kopieren; die Kopien müssen dann nicht mehr sortiert werden
- Kontrollieren, ob alle Seiten vollständig kopiert sind
- Ggf. verkleinern, um Geld und Papier zu sparen
- Abstract bzw. Karteikarte vorheften

8.4 Die persönliche Literaturdatenbank

Um Ordnung in die benötigte Literatur zu bringen, bietet sich der Aufbau einer *eigenen*, kleinen *Literaturdatenbank* an. Der anfängliche Zeitaufwand lohnt sich durchaus beim späteren Aufsuchen und Zitieren der Arbeiten. Auf Karteikarten im Format DIN A5 wird das vollständige Literaturzitat und ggf. eine kurze Zusammenfassung des Inhalts vermerkt. Alternativ kann auch der Abstract oder eine Kopie desselben aufgeklebt werden. Auf den Karten kann man vermerken, ob die Arbeit bereits kopiert wurde, bestellt oder nicht erhältlich ist. Die Zuordnung der Artikel zu den Karten kann über Nummern erfolgen.

Möglich ist auch die Erstellung einer Datenbank *am PC*. Besonders sinnvoll ist dies, wenn man mit dem PC recherchiert und Literaturnachweise und eventuelle Abstracts gleich übernehmen kann. Spezielle Literaturdatenbankprogramme sind für verschiedene Betriebssysteme erhältlich (s. Seite 113).

9 Statistik

Naturwissenschaftliche Versuche dienen der Prüfung einer Hypothese. Allein die korrekte statistische Auswertung bei einem ausreichend großen Stichprobenumfang erlaubt eine *stichhaltige Befundinterpretation*. Hierzu gehört auch die richtige Präsentationsform und die gezielte Auswahl der im einzelnen erläuterten Befunde. Nur so läßt sich ein "Zahlenfriedhof" verhindern.

Die *statistische Auswertung* erhobener Befunde stellt für die meisten Doktoranden ein großes Problem dar. Im folgenden Kapitel wollen wir die grundlegenden Begriffe und Vorgehensweisen erläutern. Diese Einführung kann und soll eine weitergehende Lektüre oder die Rücksprache mit einem Mitarbeiter des Instituts für Medizinische Statistik nicht ersetzen. Vor allem ist es wichtig, schon *zu Beginn* der Arbeit mit dem Biometriker Kontakt aufzunehmen, um Fragen bezüglich des Studiendesigns und der statistischen Verwertbarkeit zu klären. Es können immer nur solche Daten statistisch sinnvoll ausgewertet werden, deren Erfassung im Hinblick auf die Auswertung geplant wird. Wenn die Datensammlung komplett ist, kann der Statistiker nur noch Rechenhilfe geben. Viele Institute stellen professionelle Statistikprogramme zur Verfügung, die teils auf Großrechnern, teils auf PCs laufen. Ist dies der Fall, werden in der Regel auch Einführungskurse hierzu angeboten. Häufig wird auch der Doktorvater oder ein statistisch "vorbelasteter" Kommilitone in der Lage sein, ausreichende Hilfestellung zu geben.

Die meisten Statistikprogramme, die heute für PCs angeboten werden, beherrschen die beschriebenen Tests. Sie können einem aber nicht die Entscheidung darüber abnehmen, welcher Test der richtige ist. Weitere Informationen zu Statistikprogrammen finden sich auf Seite 114.

9.1 Häufigkeitsverteilung

Bei der Beobachtung der verschiedenen Ausprägungen eines bestimmten Merkmals ist die *Häufigkeitsverteilung* von Interesse. Eine solche ist beispielsweise das unterschiedliche Vorkommen der Blutgruppen in der Bevölkerung. Die verschiedenen Blutgruppen unterscheiden sich qualitativ. Man sagt daher, "Blutgruppe" ist ein *qualitatives Merkmal.* Weitere qualitative Merkmale sind beispielsweise Geschlecht und Familienstand. Hiervon unterscheidet man die *quantitativen Merkmale,* bei denen die verschiedenen Ausprägungen notwendigerweise durch Zahlen beschrieben werden. Beispiele hierfür sind Körpergröße, Körpergewicht etc.

Zur Charakterisierung einer Verteilung quantitativer Merkmale dienen die sog. Lage- und Streuungsmaße.

9.1.1 Lagemaße

Mittelwert

Das bekannteste Lagemaß ist der arithmetische Mittelwert. Er ist die Summe aller Beobachtungen geteilt durch die Anzahl dieser Beobachtungen. Somit ergibt sich folgende Formel:

$$\bar{x} = \frac{\sum_{i=1}^{n} x_i}{n}$$

Median

Der Median setzt *keinerlei Berechnungen* voraus. Man listet alle Werte der Größe nach auf und jener, der in der Mitte steht, ist der Median. Bei geradem Stichprobenumfang bestimmt man den Mittelwert aus den beiden in der Mitte stehenden Werte. Der Median kann dem Mittelwert entsprechen, muß es jedoch nicht. Er wird durch einige wenige Ausreißer praktisch nicht beeinflußt. Dies unterscheidet ihn vorteilhaft vom Mittelwert, der vor allem bei einem kleineren Kollektiv hinter Ausreißern "herläuft".

9.1.2 Streuungsmaße

Die Streuungsmaße beschreiben die Streuung der Einzelwerte.

Spannweite
Das einfachste Streuungsmaß ist die Spannweite, die Differenz zwischen dem größten und kleinsten Wert. Wenn beispielsweise einige wenige Extremwerte gemessen wurden, täuscht sie eine zu große Streuung vor.

Standardabweichung, Varianz
Die wichtigsten Streuungsmaße sind Standardabweichung und Varianz. Letztere ist als das Quadrat der Standardabweichung definiert. Sie kommt eher bei theoretischen Betrachtungen zum Einsatz. Anschaulich ist sie nur schwer zu deuten, da sie beispielsweise bei einer Längenmessung nicht cm sondern cm^2 als Einheit hätte. Beide Maßzahlen messen die Streuung der Einzelwerte um das arithmetische Mittel. Die Standardabweichung s errechnet sich aus der Wurzel der quadrierten Abweichungen vom Mittelwert:

$$s = \sqrt{\frac{\sum_{i=1}^{n} (x_i - \bar{x})^2}{n}}$$

Wenn man mit Hilfe der aus der Stichprobe errechneten Standardabweichung s die hypothetische Standardabweichung der Grundgesamtheit schätzen will, sollte man *n - 1* statt *n* in den Nenner unter der Wurzel schreiben, da andernfalls die Streuung der Grundgesamtheit systematisch unterschätzt wird. Für große n ist der Unterschied belanglos, aber für kleine Stichprobenumfänge, wie sie in der Medizin häufig vorkommen, auch praktisch wichtig.

Standardfehler
In der Medizin wird zur Beschreibung der Streuung häufig auch der Standardfehler benutzt.

$$s_{\bar{x}} = \frac{s}{\sqrt{n}}$$

Er beschreibt die Abweichung des gefundenen Mittelwerts von dem hypothetischen Mittelwert der Gesamtpopulation. Somit ist er ein Maß für die Genauigkeit, mit der man den Mittelwert der Grundgesamtheit durch den Mittelwert der Stichprobe schätzen kann.

9.2 Abhängigkeitsmaße: Regression und Korrelation

Regression

Die Regression untersucht die *Abhängigkeit* zweier beobachteter quantitativer Merkmale. Erst wenn man weiß, daß zwei oder mehrere Merkmale miteinander zusammenhängen, kann das eine Merkmal zur Vorhersage des anderen eingesetzt werden. Hier wird nur die lineare Regression betrachtet, bei der versucht wird, die Abhängigkeit durch eine Gerade, die Regressionsgerade, zu beschreiben. Natürlich sind auch andere Formen der Abhängigkeit denkbar, aber deren Betrachtung sprengt den hier gesteckten Rahmen.

Zunächst stellt man die Daten beider Merkmale als Punktwolke in einem Koordinatensystem dar, z. B. Körpergewicht und Körpergröße von Kindern. Das Gewicht wird an der senkrechten y-Achse, die Größe an der waagerechten x-Achse aufgetragen. Die *Regressionsgerade* ist diejenige Gerade, die nach dem von C. F. Gauss (Bild auf dem neuen Zehnmarkschein) formulierten "Kriterium der kleinsten Quadrate" dem Gesamttrend aller Punkte am ehesten entspricht. Der *Regressionskoeffizient* ist die Steigung dieser Geraden. Er läßt sich mit Hilfe einer relativ komplizierten Formel aus den Daten der Stichprobe berechnen. Bei der Interpretation der Regression darf man über den Bereich der wirklich gemessenen Werte nicht hinausgehen, es ergeben sich sonst schnell unsinnige Werte.

Korrelation

Wenn man die Regressionsgerade berechnet hat, wird man als nächstes den *Korrelationskoeffizienten* r bestimmen, der nur Werte zwischen -1 und +1 annehmen kann. Der Korrelationskoeffizient ist ein Maß für den Grad der *linearen Abhängigkeit* zweier Merkmale. Je näher der Korrelationskoeffizient betragsmäßig bei 1 liegt, desto enger schmiegt sich die Punktwolke an die Regressionsgerade. Je näher er bei 0 liegt, desto bauchiger ist sie. r hat das gleiche Vorzeichen wie der Regressionskoeffizient, d. h. aus dem Vorzeichen von r kann man ablesen, ob die Regressionsgerade steigt oder fällt. Wenn $r = 0$ ist, verläuft die Gerade parallel zur x-Achse. In diesem Fall nennt man die beiden Merkmale unkorreliert.

Anschaulich bedeutet das, gleichgültig welchen Wert man sich auf der x-Achse auswählt, der zugehörige y-Wert der Regressionsgerade ist immer der gleiche. Die Grenzfälle $r = 1$ bzw. $r = -1$ liegen genau dann vor, wenn alle Punkte der Punktwolke von vornherein auf einer Geraden liegen. Diese Gerade ist dann natürlich mit der Regressionsgeraden identisch. Für $r = 1$ steigt sie, für $r = -1$ fällt sie. Diese Grenzfälle werden in der Medizin praktisch nicht vorkommen.

Mit der *Interpretation* des Korrelationskoeffizienten muß man sehr vorsichtig sein. Er verhält sich mitunter wie ein hochsensibles Meßinstrument, das bei verschmutzten Proben vollkommen irreführende Werte anzeigt. Um Irrtümer zu vermeiden, muß man die Punktwolke wirklich zeichnen. Dann kann man erkennen, ob eine Korrelation z. B. durch zwei getrennt liegende, für sich unkorrelierte Gruppen oder durch einen einzelnen Ausreißer vorgetäuscht wird, oder ob vielleicht eine nicht-lineare Abhängigkeit vorliegt.

Rangkorrelationskoeffizient

Man spricht von einer monotonen Abhängigkeit zwischen zwei Merkmalen A und B, wenn mit wachsenden Werten für A auch die für B stets steigen *(monoton steigend)* oder stets fallen *(monoton fallend)*. Dieser Begriff ist allgemeiner als der Begriff der linearen Abhängigkeit. Er ist auch für qualitative Merkmale sinnvoll. Voraussetzung ist, daß zwischen ihren Ausprägungen eine natürliche Reihenfolge besteht, wie es etwa bei den Merkmalen "Schulnote" oder "Schweregrad" einer Nebenwirkung der Fall ist.

Spearman-Rangkorrelationskoeffizient. Der Spearman-Rangkorrelationskoeffizient r_S ist ein Maß für den Grad der *monotonen Abhängigkeit.* Er wird nach der gleichen Formel berechnet wie der oben erwähnte Korrelationskoeffizient r, nur muß man die ursprünglich gemessenen Daten beider Merkmale durch ihre jeweilige Rangzahl ersetzen. Man erhält die Rangzahlen, indem man die Daten der Größe nach ordnet. Der kleinste Wert erhält die Rangzahl 1, der nächste die 2, der größte die Rangzahl n, wobei n der Stichprobenumfang ist. Dies muß für die Meßreihen beider Merkmale getrennt durchgeführt werden.

Wie der Korrelationskoeffizient nimmt auch der Rangkorrelationskoeffizient nur Werte zwischen -1 und +1 an. Der Grenzfall +1 liegt vor, wenn nach aufsteigender Anordnung der Meßreihe A automatisch auch die zugehörigen Werte der Meßreihe B aufsteigend geordnet sind; der Grenzfall -1, wenn sie absteigend geordnet sind.

9.3 Statistische Tests

9.3.1 Testtheorie

Mit Hilfe statistischer Tests wird geprüft, ob eine Hypothese über die Grundgesamtheit anhand der Daten der Stichprobe bestätigt wird oder nicht. Um einen Test sinnvoll durchführen zu können, müssen folgende grundlegende Voraussetzungen erfüllt sein:

☞ • Die Hypothese muß vor der Ziehung der Stichprobe formuliert sein.
- Die Stichprobe muß eine zufällige Stichprobe aus der Grundgesamtheit sein.

Hypothesen
Wenn einem eine Hypothese erst aufgrund der Daten der Stichprobe eingefallen ist, kann man diese Hypothese nicht durch einen statistischen Test an den gleichen Daten prüfen, denn die Angabe einer Irrtumswahrscheinlichkeit (siehe unten) ist *nicht* möglich. Wenn man z. B. aufgrund einer Stichprobe vermutet, daß es gleichviel weibliche wie männliche Medizinstudenten gibt, ist es sinnlos, diese Hypothese anhand der gleichen Stichprobe zu testen. Wenn man es wissen will, muß man eine neue zufällige Stichprobe ziehen. Eine Stichprobe heißt *zufällig*, wenn jedes Element der Grundgesamtheit die gleiche Chance hat, in die Stichprobe zu kommen. Aus einer verzerrten Stichprobe lassen sich keine Rückschlüsse auf die Grundgesamtheit ziehen.

Wer sich z. B. morgens vor den Hörsaal der Medizinischen Klinik stellt und jeden eintretenden Studenten fragt, wieviel Miete er für sein Zimmer zahlen muß, kann aus den gesammelten Daten nicht auf die Mietkosten aller Studenten seiner Universität schließen. Er wird nur Mediziner in seiner Stichprobe haben, aber die Geisteswissenschaftler wohnen vielleicht bescheidener. Aber nicht einmal auf alle Medizinstudenten kann er zurückschließen, denn er wird hauptsächlich Studenten des Semesters in seiner Stichprobe haben, für die die Vorlesung im Hörsaal gedacht ist. Höhere Semester wohnen vielleicht komfortabler. Wer anhand einer Stichprobe etwas über die Gesamtheit aller Studenten einer Universität sagen will, muß dafür sorgen, daß jeder Student die gleiche Chance hat, in die Stichprobe zu kommen.

In den meisten praktischen Anwendungen umfaßt die Stichprobe nur einen verschwindend kleinen Teil der Grundgesamtheit. Beim Rückschluß besteht daher immer die Gefahr des *Irrtums.* Es ist der ganze Stolz der Statistiker, daß beim statistischen Test die Wahrscheinlichkeit für einen solchen Irrtum unter Kontrolle gebracht wird. Um hierbei keinen Fehler zu machen, verfährt man am besten peinlich genau nach den formalen Richtlinien der Statistikbücher.

Die zu prüfende Hypothese wird in folgender Weise als ein Teil einer Alternative formuliert:

- Zur *Nullhypothese* H_0 wird die Aussage, die man widerlegen will.
- Zur *Alternativhypothese* H_1 wird die Verneinung der Nullhypothese. Das ist die Aussage, die man zeigen will.

Will man z. B. im Medikamentenvergleich zeigen, daß ein neues Medikament A besser ist als das bisherige Standardpräparat B, so formuliert man:

H_0 – A ist höchstens so gut wie B; H_1 – A ist besser als B.

Fehler

Nach dieser Festlegung läßt sich genau beschreiben, welche Irrtümer beim Rückschluß von der Stichprobe auf die Grundgesamtheit möglich sind:

- Unter dem *Fehler 1. Art* versteht man den Fehler, aufgrund der Daten der Stichprobe für H_1 zu entscheiden, obwohl in der Grundgesamtheit H_0 richtig ist.
- Unter dem *Fehler 2. Art* versteht man den Fehler, aufgrund der Daten der Stichprobe bei H_0 zu bleiben, obwohl in der Grundgesamtheit H_1 richtig ist.

Zu den großen Enttäuschungen der einfachen Testtheorie gehört, daß es in der Regel nicht möglich ist, *gleichzeitig* beide Fehlerwahrscheinlichkeiten zu kontrollieren. Daher geht man folgendermaßen vor:

Man gibt sich eine obere Schranke – genannt α – für die *Wahrscheinlichkeit des Fehlers 1. Art* vor und versucht nach dieser Vorgabe die β genannte *Wahrscheinlichkeit für den Fehler 2. Art* möglichst klein zu halten. Wie groß man α wählt, unterliegt der eigenen freien Entscheidung. Die Wahl hängt von den Konsequenzen des Fehlers 1. Art ab. Je schwerwiegender diese sind, desto kleiner muß α gewählt werden. Um die Qual der Wahl zu erleichtern, gibt es gewisse konventionelle Vorgaben. Bei den eher akademischen Fragestellungen einer Doktorarbeit wählt man $\alpha = 0{,}5$. Wenn aus dem Testergebnis praktische Konsequenzen gezogen werden, die möglicherweise Patienten betreffen, wählt man $\alpha = 0{,}01$ oder auch $\alpha = 0{,}001$. Das gewählte α nennt man *Signifikanzniveau* des Tests. Wenn die Nullhypothese auf dem gewählten Signifikanzniveau verworfen wird, spricht man von einem *signifikanten Ergebnis.*

STOP Wichtig ist, daß man nur dann von "Signifikanz" sprechen darf, wenn man das zugehörige α angibt. Ohne Angabe eines α ist es unsinnig, von Signifikanz oder signifikantem Ergebnis zu sprechen.

Prüfgröße

Bisher ist offen geblieben, wie man denn erreicht, daß die Wahrscheinlichkeit für den Fehler 1. Art tatsächlich kleiner oder höchstens gleich dem gewählten α bleibt. Hier kann nur das Prinzip erläutert werden. Spätestens nach der Formulierung von H_0 und H_1 und nach der *Wahl* von α aber noch vor der Ziehung der Stichprobe sucht man den Statistiker auf. Der hilft bei der Wahl eines speziellen Tests (siehe unten) und kann in der Regel auch noch etwas darüber sagen, wie groß der *Stichprobenumfang* sein sollte, um β nicht zu groß werden zu lassen. Zu dem gewählten Test gehört die sogenannte *Teststatistik.* Das ist grob gesprochen eine Vorschrift oder Formel, nach der man aus den Daten der noch zu ziehenden Stichprobe die sogenannte Prüfgröße ausrechnet. Außerdem gehört zu dem Test eine Tabelle, der man passend zu dem gewählten α und bei manchen Tests auch passend zu dem gewählten Stichprobenumfang den sogenannten kritischen oder Schwellenwert entnimmt. Danach sollen erst die Stichprobe(n) gezogen und ausgewertet werden. Die Prüfgröße wird berechnet. Ist sie größer – bei manchen Tests auch kleiner – als der ermittelte kritische Wert, wird die Nullhypothese verworfen. Diese letzten, mehr technischen Schritte werden heutzutage meist von einem Computerprogramm übernommen.

9.3.2 Auswahl eines geeigneten Tests

Es gibt sehr viele verschiedene Tests. Um die Suche nach einem geeigneten zu erleichtern, sind sie nach verschiedenen Kriterien geordnet. Nach der Anzahl der zu vergleichenden Stichproben unterscheidet man *Ein-, Zwei- und Mehrstichprobentests.* Bei den Zwei- und Mehrstichprobentests unterscheidet man noch zwischen Tests für verbundene und Tests für unverbundene Stichproben.

Zwei Stichproben heißen *verbunden*, wenn es zu jedem Wert aus der einen genau einen aus der anderen Stichprobe gibt, mit dem er inhaltlich ein Paar bildet. Das Musterbeispiel hierfür liegt vor, wenn von jedem Patienten einmal vor und einmal nach Therapie ein bestimmter klinischer Parameter gemessen wird. Die Werte vor Therapie bilden die eine, die Werte nach Therapie die zweite Stichprobe. Die beiden Werte eines Patienten bilden das inhaltlich zusammengehörende Paar. Natürlich kann man auch mehr als zwei verbundene Stichproben haben. Stichproben heißen *unverbunden*, wenn sowohl die Daten innerhalb einer Stichprobe als auch die Daten aus verschiedenen Stichproben alle unabhängig voneinander sind.

Nach Art der Voraussetzungen, die über die Verteilung des zu prüfenden Merkmals in der Grundgesamtheit bekannt sind, unterscheidet man *parametrische* und *nicht-parametrische* Tests.

Wenn der Typ der Verteilung bekannt ist, also beispielsweise das betrachtete Merkmal *normalverteilt* ist, und nur ein Parameter der Normalverteilung, z. B. der Erwartungswert, nicht bekannt ist, wendet man einen parametrischen Test an. Hier wäre es bei ein oder zwei Stichproben der t-Test, bei mehr als zwei Stichproben die parametrische Varianzanalyse, wobei man jeweils noch darauf achten muß, ob man verbundene oder unverbundene Stichproben hat.

Wenn der Typ der Verteilung *nicht bekannt* ist, wenn also eine Hypothese über die Verteilung als Ganzes geprüft werden soll, wendet man *nicht-parametrische* Tests an. Es könnte z. B. die Hypothese geprüft werden, daß unter einer Behandlung die Verteilung eines klinischen Parameters, beispielsweise des Blutdrucks, als Ganzes nach rechts zu den höheren Werten hin verschoben wird. Wenn man die Stetigkeit der betrachteten Verteilung voraussetzen darf und unverbundene Stichproben hat, wäre der nicht-parametrische U-Test von Mann, Whitney und Wilcoxon ein geeigneter Test. Wenn bei der gleichen Fragestellung mehr als zwei unverbundene Stichproben verglichen werden sollen, ist der Kruskal-Wallis-Test zu empfehlen.

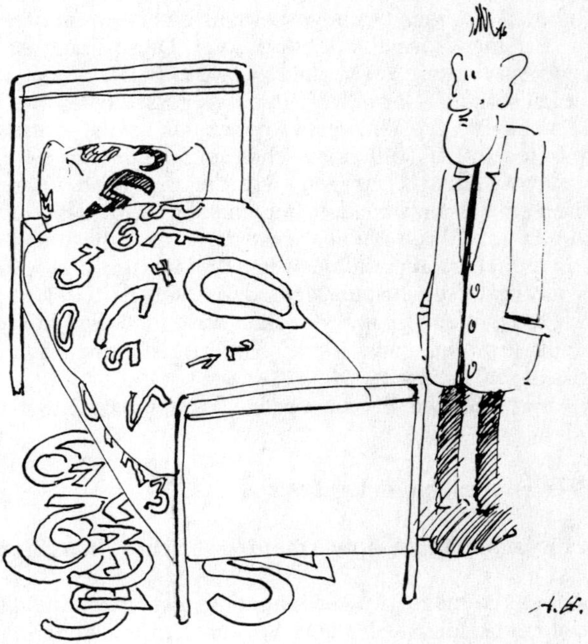

Bei zwei verbundenen Stichproben ist es ein beliebtes Vorgehen, das Problem durch *Bildung der Differenz* zwischen den paarweise zusammengehörenden Werten auf die eine Stichprobe der Differenzen zurückzuspielen und einen passenden Einstichprobentest anzuwenden. So ist der t-Test für verbundene Stichproben nichts anderes, als der Einstichproben-t-Test, angewandt auf die eine Stichprobe der Differenzen. Entsprechendes gilt für den Wilcoxon-Test für verbundene Stichproben.

Nach dem Inhalt der zu prüfenden Hypothesen unterscheidet man Tests auf *Lageunterschiede*, auf *Streuungsunterschiede*, *Häufigkeitstests* und *Anpassungstests.* Häufigkeitstests wendet man bei Hypothesen über Häufigkeiten an. Wenn beispielsweise zwei Medikamente A und B verglichen werden sollen, deren Wirkung sich einfach als "Erfolg" oder "Mißerfolg" beschreiben läßt, kann mit dem χ^2-Test geprüft werden, ob die beiden Medikamente unterschiedliche Erfolgsaussichten bieten.

Anpassungstests werden angewandt, wenn man prüfen will, ob ein Merkmal in einer Grundgesamtheit einer bestimmten Verteilung, z. B. einer Normalverteilung, folgt. Diese Frage ist wichtig, wenn zur Auswertung ein Verfahren, wie z. B. der t-Test, angewendet werden soll, das Normalverteilung voraussetzt.

Die vorstehenden Hinweise können nur grobe Anhaltspunkte geben. In jedem Fall sollte man schon im *Stadium der Versuchsplanung* einen Statistiker fragen, wie die gegebene Fragestellung statistisch am besten behandelt werden kann. Dabei ist zu bedenken, daß die Durchführung eines Test zwar eine besonders in der Medizin beliebte, aber keineswegs die einzige und keineswegs immer die beste statistische Methode ist. Oft ist der Test nur eine Scheinlösung. Wenn man z. B. schon weiß, daß die Nullhypothese gar nicht stimmen kann, ist es sinnlos, sie noch mit großem Signifikanzgetöse zu verwerfen.

Im Anschluß seien die wichtigsten Tests kurz beschrieben:

9.3.3 Verteilungsabhängige Tests

t-Test für unabhängige/unverbundene Stichproben (Student-Test)

Dieser Test kommt zur Anwendung, um *genau* zwei Stichproben zu vergleichen, beispielsweise eine Verum- und Placebogruppe. Voraussetzung ist, daß *quantitative* Merkmale vorliegen, beide Stichproben normalverteilt sind und in etwa die gleiche Varianz haben. Die Stichproben können unterschiedlich groß sein; man muß dann jedoch beachten, daß die Varianzen häufig unterschiedlich werden, so daß der Test nicht mehr einsetzbar ist. Als Prüfgröße für die Varianzstabilität dient der varianzanalytisch bestimmte F-Quotient.

t-Test für abhängige/verbundene/paarige Stichproben

Dieser Test prüft die Irrtumswahrscheinlichkeit für Stichproben mit voneinander *abhängigen* Merkmalsausprägungen. Man vergleicht hier Wertepaare, z. B. die Blutfettwerte jedes einzelnen Probanden vor und nach Therapie. Die Voraussetzungen sind ansonsten dieselben wie beim t-Test für unverbundene Stichproben.

9.3.4 Verteilungsunabhängige Tests

Vorzeichentest
Dieser Test dient der schnellen Orientierung über die zentrale Tendenz zweier *verbundener* Stichproben. Da er nicht als sehr aussagekräftig gilt, wird man an seiner Stelle meistens den Wilcoxon-Test zur endgültigen Berechnung der Irrtumswahrscheinlichkeiten benützen. Zur Durchführung des Vorzeichentests werden jeweils *Differenzen* der einzelnen Wertepaare gebildet. Dabei muß immer entweder der erste vom zweiten oder umgekehrt abgezogen werden. Ergibt die Differenz den Wert Null, so wird dieses Wertepaar nicht berücksichtigt. Nun summiert man die Anzahl der positiven und negativen Vorzeichen der Differenzen. Ist die Anzahl der beiden Vorzeichen *nicht deutlich* unterschiedlich, so kann man davon ausgehen, daß *keine Signifikanz* vorliegt.

U-Test nach Wilcoxon, Mann und Whitney
Dieser Test wird mißverständlicherweise auch als Wilcoxon-Test für unpaarige (unverbundene) Stichproben oder Mann-Whitney-U-Test bezeichnet. Er ist dem Vorzeichentest überlegen und findet vor allem dann Anwendung, wenn die Bedingungen für den t-Test, also Normalverteilung und gleiche Varianz, nicht gegeben sind. Dieser Test kann in der Medizin als *Standard* für zwei unterschiedliche Stichproben gelten. Man wird ihn beispielsweise verwenden, wenn die Glukoseaufnahme seitens peripherer Gewebe von Karzinompatienten und gesunden Probanden verglichen wird. Die Werte aus beiden Stichprobengruppen werden zusammengeführt und eine Rangliste nach Absolutwerten aufgestellt. Allen Daten wird so eine Rangzahl zugeordnet. Anschließend trennt man die beiden Stichproben wieder und addiert die Rangzahlen in jeder Gruppe. Durch Einsatz in Formeln und Hinzuziehen von Tabellen ergibt sich die Signifikanz.

Wilcoxon-Test für paarige/abhängige Stichproben
Dieser meist nur als Wilcoxon-Test bezeichnete Test ist das verteilungsfreie Analogon zum t-Test für paarige Stichproben. Es gelten dieselben Voraussetzungen wie beim U-Test. Seine Verwendung bietet sich an, wenn die gleich Stichprobe zweimal untersucht wird, beispielsweise vor und nach Therapie. Zuerst werden die Differenzen aus den Wertepaaren gebildet und mit Vorzeichen aufgelistet. Anschließend erstellt man eine Rangliste aus den Absolutwerten der Differenzen. Dann werden die Ränge addiert, die

zu den Differenzen mit dem selteneren Vorzeichen gehören; sind also z. B. die Minuszeichen weniger häufig als die Pluszeichen, dann werden die Ränge der Minusdifferenzen addiert. Schließlich werden wie beim U-Test die entsprechenden Formeln und Tabellen benötigt, um die Signifikanzen zu erhalten.

9.3.5 Methoden zur Varianzanalyse

Varianzanalyse

Sollen mehr als zwei voneinander unabhängige Stichproben miteinander verglichen werden, greift man auf die Varianzanalyse zurück. Die Voraussetzungen sind dieselben wie beim t-Test für unabhängige Stichproben: gleiche Varianz und Normalverteilung. Die Varianzanalyse liefert als Ergebnis nur, ob signifikante Unterschiede zwischen den einzelnen Gruppen bestehen. Testet man also z. B. drei Patientengruppen, die verschiedene Medikamente erhalten, erhält man als Ergebnis nur, ob zwischen diesen signifikante Unterschiede existieren. Um herauszufinden, zwischen welchen Stichproben diese Unterschiede signifikant sind, bedarf es weiterer Tests, z. B. des hier nicht beschriebenen Scheffé-Tests.

Verteilungsfreie varianzanalytische Methoden

Kruskal-Wallis-Test. Dieses varianzanalytische Verfahren kommt zum Einsatz, wenn die Bedingungen für die normale Varianzanalyse nicht erfüllt sind. Der Test erweitert den Wilcoxon-Test für zwei unabhängige Stichproben auf mehrere Stichproben. Die Durchführung des Tests gleicht dem Wilcoxon-Test: Auch hier werden alle Originaldaten in einen Topf geworfen, der Größe nach geordnet und in Ränge verwandelt. Anschließend wird die Rangreihenliste wieder nach Stichprobenzugehörigkeit aufgeteilt und für jede Stichprobe die Rangsumme gebildet.

Friedman-Test. Dieser Test dient dem Vergleich mehrerer abhängiger Stichproben. Man kann somit eine beliebige Zahl von Individuen unter x verschiedenen Bedingungen untersuchen, also z. B. eine Gruppe von Probanden zu verschiedenen Zeitpunkten unter einer Therapie.

Weiterführende Literatur:

- Bortz J: Statistik für Sozialwissenschaften, 4. Auflage; Springer; Berlin, Heidelberg, New York; 1993.
- Goldschmidt A: Medizinische Statistik; Springer; Berlin, Heidelberg, New York; 1995.
- Harms V: Biomathematik, Statistik und Dokumentation, 6. Auflage; Harms-Verlag; Kiel; 1992.
- Heinecke A, Hultsch E, Repges R: Medizinische Biometrie; Springer; Berlin, Heidelberg, New York; 1992.
- Immich H: Medizinische Statistik; Schattauer; Stuttgart, New York.
- Werner J: Biomathematik und Medizinische Statistik; 2. Auflage; Urban & Schwarzenberg; München, Wien, Baltimore; 1992.

10 Manuskript

Selbst bei Dissertationen, in die offensichtlich viel Zeit und Energie investiert wurde, entdeckt der geübte Beobachter – und das sind die meisten Gutachter – oft eine Fülle formaler Ungenauigkeiten. Dabei sind diese Fehler, im Gegensatz zu denen im praktischen Teil der Arbeit, recht einfach zu vermeiden.

Formale Korrektheit und ein ansprechendes Layout können die Beurteilung der Arbeit positiv beeinflußen. Voraussetzung hierfür ist die Verwendung eines PCs mit entsprechenden Programmen, auch wenn die Schreibmaschine theoretisch noch denkbar wäre.

10.1 Manuskriptgliederung

Als erstes – oft schon lange bevor es ans Schreiben geht – stellt sich die Frage nach dem *Umfang*. Hierbei gilt der altbekannte, triviale Satz: Soviel wie nötig, sowenig wie möglich. Auf irgendwelche Seitenangaben müssen wir hier verzichten, da der "richtige" Umfang von vielerlei Faktoren wie Art der Arbeit, Doktorvater, Referenten, Promotionsausschuß etc. abhängt. Eine "Dissertation mit Adipositas permagna" ergibt nicht zwangsläufig ein magna cum laude. Bestes Beispiel hierfür ist die mit dem Nobelpreis bedachte Arbeit von Watson und Crick über die Struktur der DNA, die nur eine Seite umfaßt.

Bei jedem größeren Manuskript, so auch bei der Doktorarbeit, sollte zuerst eine *Gliederung* aufgestellt werden. Diese ist bei medizinischen Publikationen durch Konvention und bei Dissertationsschriften außerdem durch die *Promotionsvorschriften* der jeweiligen Universität weitgehend festgelegt. Spätestens jetzt sollte man sich das entsprechende *Merkblatt* besorgen. In den meisten Fällen wird eine Promotionsschrift folgendermaßen gegliedert sein:

- Titelblatt
- Widmung
- Inhaltsverzeichnis
- Einleitung
- Material und Methoden
- Ergebnisse
- Diskussion
- Zusammenfassung
- Literaturverzeichnis
- Lebenslauf
- Danksagung

Reine Literaturarbeiten werden oftmals *anders* gegliedert. Dies gilt besonders für medizinhistorische Arbeiten. Der Doktorvater weiß normalerweise genaueres.

Zunächst steht natürlich die eigentliche Arbeit, also Einleitung, Material und Methoden, Ergebnissen und Diskussion, im Vordergrund. Nur wenn alle Ergebnisse vorliegen, statistisch ausgewertet und auf ihre Bedeutung geprüft worden sind, werden diese Punkte der Reihe nach abgehandelt; andernfalls riskiert man, die Einleitung falsch zu gewichten. In diesem Falle ist es ratsam, sich zuerst dem Ergebnisteil zu widmen, um dann im Licht der eigenen Resultate die Literatur zu sichten und auszuwerten. Erste Überlegungen zu Abbildungen und Tabellen sollte der Doktorand jetzt schon anstellen und Skizzen anfertigen. Wenn keine Änderungen mehr zu erwarten sind, können die Abbildungen und Tabellen auch schon jetzt fertiggestellt werden.

10.2 Titel

Wer bisher unter einem "Arbeitstitel" gearbeitet hat, kann sich jetzt Gedanken zum *endgültigen* Titel der Arbeit machen. Er sollte möglichst knapp, dabei aber umfassend genug und genau sein. Der Titel ist die Visitenkarte einer Arbeit und das erste und (leider) auch oft das einzige, was gelesen wird.

Das wichtigste Wort gehört an den Anfang. Umständliche Formulierungen wie "...unter besonderer Berücksichtigung der Bedeutung von...", Nebensätze oder pathetische Wendungen wie "Physiologische und pathophysiologische Prinzipien der Hormonsekretion und deren Regulation und Therapieprinzipien" sollten vermieden werden. Schlecht sind auch spektakuläre Ausdrücke, insgesamt ist Sachlichkeit gefragt. Als Richtwert für die maximale Länge des Titels kann eine Schreibmaschinenzeile, entsprechend ca. 60 Zeichen, gelten. Sollte der Titel zu lang werden, ist es durchaus möglich, einen übergreifenden Titel mit einem oder mehreren *Untertiteln* zu kombinieren. Dies bietet sich v. a. bei Doktorarbeiten an, die aus mehreren Studien oder Untersuchungen bestehen. Solch ein Titel wäre beispielsweise "Stoffwechseluntersuchungen an Patienten mit malignen Tumoren – Ruheumsatz, peripherer und tumoraler Substrataustausch". Während das Manuskript Form und Gestalt annimmt, kommen einem vielleicht noch Ideen, wie der Titel verbessert werden kann.

10.3 Einleitung

Auch wenn die Einleitung hier besprochen wird, werden viele Doktoranden sie eher gegen Ende erstellen. Diese Vorgehensweise erlaubt eine für die eigenen Befunde maßgeschneiderte Einleitung; umgekehrt können sich durch ein gründliches Literaturstudium für diesen Manuskriptteil interessante Gesichtspunkte und neue Fragestellungen für die Arbeit ergeben.

Bevor man sich an die Einleitung macht, *muß* die Literatur gelesen sein. Folgendes Vorgehen halten wir für empfehlenswert: Zunächst werden die vorhandenen Publikationen auf ihre Relevanz bezüglich des behandelten Themas gesichtet.

Die kritische Bewertung richtet sich u. a. nach der *Klarheit* und *statistischen Haltbarkeit* der Ergebnisse, dem *methodischen Ansatz* und nicht zuletzt auch nach der Publikationsquelle.

Die ausgewählten Arbeiten *liest* man dann der Reihe nach durch und *markiert* dabei die wichtigen Stellen. Die Verwendung verschiedener Farben, z. B. Rot für Ergebnisse, Grün für Methoden etc., erleichtert das spätere Auffinden der entsprechenden Punkte wesentlich. Als nächstes *schreibt* man sinnvollerweise die zentrale Aussage der jeweiligen Publikation, also beispielsweise die erhobenen Befunde, die zugrundeliegende Methode und/oder die in der Diskussion angebotene Interpretation heraus, entweder handschriftlich oder – besser – am PC. Man *erhält* so eine übersichtliche Sammlung mit dem komprimierten Inhalt der zu zitierenden Literatur, die eine große Hilfe für die nun folgende Ausformulierung darstellt. Möglicherweise läßt sich diese Sammlung jetzt schon zumindest vorsortieren, etwa so, daß Arbeitsgruppen, die gleiche Methoden verwendet und/oder ähnliche Ergebnisse erhalten haben, einander zugeordnet werden. Nicht unbedingt alle Literaturzitate sollten schon in der Einleitung "verbraten" werden, da noch "frische" Literatur für die Diskussion benötigt wird.

Letztendlich gibt es natürlich viele Möglichkeiten, die Literatur entsprechend vorzubereiten; wichtig ist nur, daß man systematisch und konsequent vorgeht. Jede Literaturstelle, die man später zitieren möchte, sollte spätestens zu diesem Zeitpunkt numeriert werden. Dies erleichtert beim Schreiben die Zuordnung der Literatur zu den entsprechenden Textpassagen wesentlich.

Die Einleitung muß nicht unbedingt so benannt sein. Wenn sich durch ihre Gliederung andere, präzisere Überschriften anbieten, kann man darauf gut zurückgreifen.

Nunmehr stellt sich die Frage: "Was muß in der Einleitung stehen, was gehört nicht hinein?"

Mit einem guten Konzept ist die Hürde Einleitung relativ leicht zu bewältigen. Dieser Teil der Doktorarbeit stellt viele Doktoranden vor große Probleme, einmal weil die wenigsten schon einmal wissenschaftliche Texte verfaßt haben, zum anderen ist es schwierig angesichts des Literaturberges einen klaren Kopf zu bewahren.

Am Anfang steht die "Einleitung zur Einleitung", ein Anreißen des zu behandelnden Themas. Als Appetitanreger könnte man die historische Entwicklung auf dem jeweiligen Feld darlegen, oder ob und in welchem Umfang bereits Ergebnisse zu diesem Thema vorliegen und welche Idee der vorliegenden Studie zugrundeliegt. Insgesamt sollte dieser Teil möglichst knapp gehalten werden. Der Umfang der gesamten Einleitung beträgt etwa 10 - 20 % des Gesamtmanuskripts; er ist in gewissem Maße dadurch beeinflußbar, wie ausführlich Literatur zitiert wird.

Anhaltspunkte für das Konzept ergeben sich aus der erstellten Literatursammlung und den daraus abgeleiteten Stichpunkten sowie aus folgenden Überlegungen:

- Darstellung des Themas vor dem Hintergrund größerer Themenkomplexe
- Eigene sowie andere Untersuchungsansätze, Begründung der eigenen Methode
- Gewichtung des Themas
- Ziel und Vorgehensweise
- Ab- und Eingrenzung des Themas

- Struktur und Aufbau
- Beschreibung der Arbeitshypothese

Die genannten Punkte treffen sicherlich nur bedingt auf alle Studienformen zu, sie dienen in erster Linie als Gerüst und Anregung. Auf jeden Fall sollte jedoch eine Darstellung des augenblicklichen Kenntnisstandes zu diesem Thema, eine Problembeschreibung sowie eine daraus folgende Begründung der durchgeführten Untersuchung erfolgen. Am Ende wird die sich daraus ergebende Fragestellung für die eigene Arbeit genannt werden.

STOP Alle gemachten Aussagen müssen mit Literaturstellen belegt werden. Es bietet sich an, die "hausgemachte" Kennzeichnung hierfür zu verwenden, da die endgültige Numerierung erst am Ende erfolgen kann. Das korrekte Zitieren ist äußerst wichtig, da dies gerne von den Korrektoren stichprobenartig geprüft wird. Nehmen wir einmal an, Autor X stütze die Aussagen A und B, Autor Y lediglich die Aussage B, dann muß folgendermaßen zitiert werden: "Aussage A [X], Aussage B [X, Y]" und nicht etwa "Aussage A, Aussage B [X, Y]". Die Notwendigkeit, alle Aussagen zu belegen, erklärt, daß kein Lehrbuchwissen vermittelt werden darf. Dies hieße nämlich, dem Leser mangelnde medizinische Bildung zu unterstellen – ein natürlich ganz und gar undenkbarer Zustand.

10.4 Material und Methoden

Dieser Abschnitt sollte alle verwendeten Methoden und Materialien beschreiben, dabei jedoch knapp und sachlich gehalten werden. Die gewählte Überschrift hat sich so eingebürgert, obwohl die Kennzeichnung menschlicher Probanden als "Material" sicher unglücklich ist.

Je nach Arbeitsgebiet werden hier Patientengut, Krankengeschichten, Probanden oder Versuchstiere charakterisiert. Es folgen entsprechend Studien- bzw. Untersuchungsabläufe oder Versuchsprotokolle. Die Beschreibung der Methoden mit Fehlerbreite, verwendeter Apparate, Chemikalien etc. schließt sich an. Geräte und Reagenzien müssen unter genauer Angabe von Artikel, Hersteller und Bezugsquelle genannt werden. Chemikalien sollten außerdem durch die entsprechende CAS(Chemical Abstracts Society)-Registrierung bzw. EC(Enzyme Commission)-Nummer gekennzeichnet werden. Besondere, wenig übliche oder neue

Techniken erfordern eine genaue Beschreibung und evtl. einen Literaturhinweis. Bei den üblichen klinisch-chemischen Untersuchungen erübrigt sich dieses. Eigene Methoden sollten besonders detailliert beschrieben werden, eine Abbildung kann hier sehr nützlich sein.

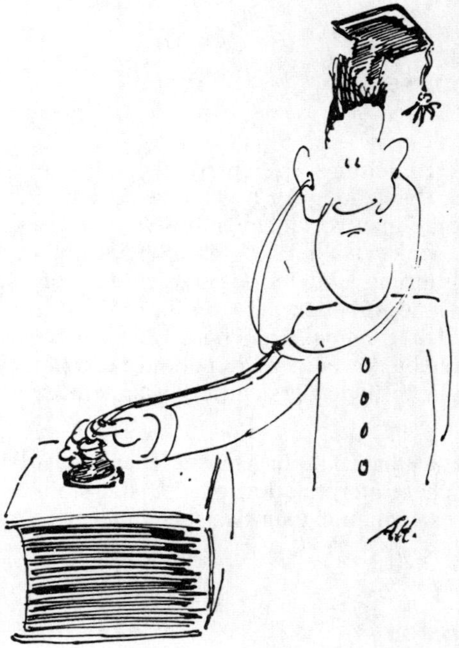

Die Kennzeichnung der Probanden beinhaltet Alter, Geschlecht, Gewicht sowie die üblichen hämatologischen und klinisch-chemischen Parameter. Ebenso müssen die Ein- und Ausschlußkriterien sowie die Zuordnungskriterien für die Verum- oder Kontrollgruppe ersichtlich sein.

Bei Tierversuchen nennt man Tierart, Herkunft, Alter, Geschlecht und die Art der Tierhaltung. Zu letzterer gehören Angaben über Raumklima, Lichtmenge und -rhythmus, Form, Art und Menge der Fütterung sowie soziale Bedingungen, also Käfigtyp und -größe, Gruppengröße sowie Betreuungsgewohnheiten (siehe Kapitel 4).

Wenn in Literaturstudien Material und Methoden beschrieben werden, gibt man hier die durchgesehene Literatur, die Art der Literatursuche und -auswahl an.

In diesem Teil der Arbeit werden auch alle Berechnungen und verwendeten statistischen Methoden genannt.

10.5 Ergebnisse

Wie bei der Einleitung erleichtert auch hier ein Konzept die übersichtliche Darstellung der Ergebnisse. Bei der Erstellung dieses Konzeptes sollte man vor allem an die Einbindung von Graphiken und Tabellen denken (siehe S. 75, 79). Sie erleichtern dem Leser die rasche Orientierung und lockern außerdem den Text auf. Auf Abbildungen und Tabellen *muß* im Text verwiesen werden. Sie werden jeweils *fortlaufend* numeriert. Über die genauen Vorschriften informieren die jeweiligen Promotionsmerkblätter. Insgesamt ist eine anschauliche und übersichtliche Darstellung der Ergebnisse anzustreben.

- Literaturzitate haben im Ergebnisteil nichts zu suchen.
- Vor jeglicher Interpretation oder Diskussion der Befunde in diesem Abschnitt muß man sich streng hüten.

10.6 Diskussion

Die Untergliederung des Ergebnisteils läßt sich gut auf die Diskussion übertragen, da dadurch eine sinnvolle Strukturierung und Abhandlung aller Befunde gewährleistet ist.

Die eigenen Befunde werden *vor dem Hintergrund* des aktuellen Wissensstandes dargestellt und interpretiert. Die entsprechenden publizierten Befunde anderer Forschungsgruppen werden zunächst dargestellt und mit Literaturzitaten belegt. Man nennt dann kurz die eigenen Befunde noch einmal und versucht, sie Punkt für Punkt in den fachlichen Rahmen einzuordnen und unter Bezugnahme auf entsprechende Literaturstellen zu deuten. Dabei sollte man sich um eine sachliche und korrekte Darstellung bemühen. Dazu gehört auch, daß man auf eventuelle methodische Fehler und Schwachpunkte hinweist und mögliche Lösungswege aufzeigt. Eine kritische Bewertung der Übertragbarkeit von Ergebnissen, z. B. von Tier auf Mensch, sollte sich anschließen.

Zur Erklärung der eigenen Befunde kann man im Diskussionsteil – *und nur hier* – Hypothesen aufstellen, wobei es gilt, eine gewisse Vorsicht walten zu lassen. Hypothesen, die ja zunächst nicht beweisbar sind, bieten leicht Angriffspunkte für Kritik. Hypothesen oder Erläuterungen der eigenen Befunde lassen sich u. U. gut durch eine Graphik oder Tabelle illustrieren. Generell sollten sie im Diskussionsteil sparsam und gut überlegt eingesetzt werden. Die Promotionsvorschriften einiger Fakultäten beschränken ihre Anwendung in der Diskussion auf Ausnahmefälle.

Am Ende der Diskussion steht eine Schlußfolgerung aus der Arbeit, ggf. ein kurzer Ausblick, beispielsweise welche Studien sich anschließen sollten.

10.7 Graphiken und Abbildungen

Graphiken und Abbildungen dienen, wie in der Werbung so auch in einer Doktorarbeit dazu, die Aufmerksamkeit des Lesers zu wecken. Abbildungen können lange und/oder langweilige Textpassagen überflüssig machen oder zumindest auflockern. Außerdem sollen sie dem Betrachter als Interpretationshilfen bei der schnellen Orientierung helfen. Nur eine gute, wirkungsvolle Abbildung wird dies erreichen. Sie muß deshalb klar aufgebaut, übersichtlich und einprägsam sein. Auch wenn zu jeder Abbildung eine Legende gehört, so sollte sie im Prinzip auch ohne diese gut und schnell verständlich sein; sehr gut beschreibt dies der neudeutsche Ausdruck "self-explaining". Die Verwendung von PCs bei der Graphikerstellung bietet hierzu hervorragende Möglichkeiten (siehe S. 115), verleitet aber bei unkritischem Einsatz der vielen Programmoptionen zu verspielten Darstellungen. So sind dreidimensionale Balken- oder Kreisdiagramme durchaus einsetzbar, müssen aber kritisch auf den Verlust von Klarheit oder Informationsgewinn geprüft werden. *Einfach, aber dennoch ausdrucksstark,* so lassen sich die Anforderungen an eine gute Abbildung definieren. Abbildungen müssen im zugehörigen Textteil positioniert werden. Meist ist dies der Ergebnisteil, manchmal auch der Methodik- oder

Diskussionsteil oder die Einleitung, nie aber die Zusammenfassung. Die Abbildungen müssen durchgehend numeriert werden.

Je nach Bedarf und persönlichem Geschmack kommen verschiedene graphische Darstellungen zum Einsatz:

Zeichnungen
Zeichnungen werden in der Regel Strichzeichnungen sein, da Halbtondarstellungen, gleich ob von Hand angefertigt, am PC erstellt oder kopiert, bei der Vervielfältigung Probleme aufwerfen. Sie bieten sich vor allem für die Skizzierung eines Versuchsaufbaus, Untersuchungstechniken, schematisierten Darstellungen von komplexen Stoffwechselvorgängen etc. an.

Photos
Photos werden zur Dokumentation von Versuchsanordnungen, Operationspräparaten, Sektionsbefunden und Befunden der bildgebenden Verfahren etc. eingesetzt. Ein technisch einwandfreies, also scharfes, gut durchgezeichnetes und richtig belichtetes Photo dürfte selbstverständlich sein. Der Bildausschnitt sollte sich auf das wesentliche beschränken. Zu bedenken ist die spätere Vervielfältigung: Wenn man einen der mittlerweile verbreiteten Farbkopierer verwenden möchte, ist ein frühzeitiger Probelauf empfehlenswert. Das gleiche gilt natürlich auch für Schwarzweißaufnahmen. Üblicherweise werden immer noch entsprechend viele Abzüge gemacht und in die einzelnen Exemplare eingeklebt.

Diagramme
Diagramme stellen die Ergebnisse übersichtlich dar, sofern sie nicht überladen sind. Je nach erhobenen Befunden bieten sich verschiedene Formen an:

Balken-/Säulendiagramme sind gewissermaßen Standard und für die meisten Ergebnisse verwendbar. Die Höhe der Balken entspricht den Absolut- bzw. Relativwerten. Hier lassen sich sehr gut Standardfehler oder -abweichungen als *Fehlerbalken* und Symbole für eventuell gefundene Signifikanzen einbinden. Der *Maßstab* sollte so gewählt sein, daß alle Balken korrekt und übersichtlich darstellbar sind. Nur in Ausnahmefällen kann man eine zweite Ordinate mit anderer Skalierung auf die rechte Seite stellen, dann muß aber klar sein, für welche Balken sie gilt. Zur Erinnerung: Die *O*rdinate zeigt nach *o*ben und entspricht somit der y-Achse. Die Verlängerung oder Unterbrechung von Abszisse und Ordinate ist *nicht zulässig,* weil dadurch nicht vorhandene Unterschiede suggeriert werden. Alle Balken müssen gleich breit sein, der Abstand zwischen ihnen sollte eine halbe Balkenbreite betragen. Ans obere Ende der Ordinate schreibt man die Einheit in eckigen Klammern oder die Bezeichnung. Über oder unter (bei negativen Werten) die Balken können die Zahlenwerte vermerkt werden. Negativwerten muß ein Minus vorangestellt werden, das Pluszeichen bei positiven Werten entfällt in der Regel. Vergleicht man beispielsweise zwei Gruppen von Probanden, lassen sich diese Ergebnisse sehr schön durch Verwendung verschiedener Muster verdeutlichen. Theoretisch kann man auch unterschiedliche Farben oder Graustufen hierzu verwenden, dann bekommt man aber u. U. Probleme beim Vervielfältigen. Deshalb empfiehlt es sich, frühzeitig einige Probekopien anfertigen. Bei bestimmten Fragestellungen eignen sich horizontale Balkendiagramme besser, beispielsweise bei Bevölkerungspyramiden.

Stapel- oder Stapelsäulendiagramme sind eine etwas abgewandelte Form der Balkendiagramme. Jeder Balken besteht aus mehreren, meistens zwei, Stapeln. Man kann so beispielsweise sehr geschickt die in einer Population gefundenen Werte (= Balkenhöhe) gleichzeitig mit der Geschlechtsverteilung (= Höhe der Stapel) darstellen.

Kreisdiagramme bieten sich für die Wiedergabe von unterschiedlichen Teilen einer Gesamtmenge an. Die Absolutwerte entfallen dabei zugunsten der übersichtlicheren Darstellung von *anteilsmäßigen Zahlen.* Die "Torten" erlauben eine gute Repräsentation von Prozentwerten, beispielsweise bei der Häufigkeit von Todesursachen in einer Population. Wichtig ist die Anzahl der dargestellten Werte: Bei nur zwei Werten ist das Diagramm praktisch überflüssig, bei sehr vielen wird es schnell unübersichtlich.

Liniendiagramme werden vor allem eingesetzt, um *zeitliche Verläufe* zu illustrieren. Die Verwendung verschiedener Linienmuster oder Symbole für die Einzelwerte erlaubt es, mehr als eine Kurve in ein Diagramm einzuzeichnen. Zusätzlich können Fehlerbalken eingetragen werden.

Streu- oder Punktdiagramme ähneln den Liniendiagrammen, wobei hier die Einzelwerte nicht verbunden werden. Sinnvoll ist diese Darstellung z. B. bei kleinen Kollektiven, wenn die einzelnen

Werte nicht zur Mittelwertbildung ausreichen, und stattdessen besser eine Punktwolke abgebildet wird.

Flächendiagramme sind sehr attraktive Graphiken, die aber nur in den seltensten Fällen sinnvoll eingesetzt werden können. Der Raum zwischen zwei Kurven und der Abszisse wird mit Mustern gefüllt. Dies geht natürlich nur, wenn die zwei Kurven im Verlauf und der Tendenz übereinstimmen, also A immer kleiner als B ist.

Andere. Eine Vielzahl anderer, z. T ebenfalls sehr attraktiver Graphiken ist durch den PC-Einsatz schnell verfügbar. Leider sind diese meistens schwer zu interpretieren und deshalb mehr oder weniger ungeeignet für eine Doktorarbeit.

Legenden

Legenden müssen bei allen Abbildungen vorhanden sein. Sie enthalten alle für das Verständnis notwendige Angaben, d. h. Betitelung, Erklärung der verwendeten Abkürzungen und die verwendeten Parameter (z. B. Mittelwerte mit Standardabweichung). Sofern die Einheiten nicht in der Abbildung selber genannt sind, müssen sie hier aufgeführt werden. Verweise auf den Text sind nur ausnahmsweise zulässig. Die Abbildungslegenden stehen im Normalfall *unter* der jeweiligen Abbildung und beginnen mit der Abkürzung "Abb. xy:".

Bei Verwendung fremder Abbildungen muß in der Legende zusätzlich die Quelle genannt werden.

Abbildungen mit dem PC

War die Erstellung von Abbildungen bis vor einigen Jahren nur manuell mit Tusche, Schablonen, Rubbelbuchstaben und Millimeterpapier möglich, so hat sich heute weitgehend die Verwendung des Computers durchgesetzt. Nach einer anfänglichen Einarbeitungszeit liefert er in der Regel schöne und schnelle Ergebnisse, die zudem sehr einfach korrigiert werden können (siehe S. 115). Es ist natürlich immer noch möglich, Abbildungen manuell anzufertigen.

10.8 Tabellen

Vieles des beim Punkt "Abbildungen" Gesagten gilt auch für die Tabellen. Wie diese dienen sie als "eye-catcher", beim flüchtigen Durchblättern einer Arbeit erregen sie, wenn sie optisch ansprechend gemacht sind, die Aufmerksamkeit des Lesers. Geeignet sind sie vor allem zur *übersichtlichen Darstellung* vieler Zahlenwerte und Signifikanzen. Kaum ein Leser wird eine Tabelle durchlesen, trotzdem sind sie zwingend notwendig, da nur so der Text von einem Berg von Zahlen und langweiligen Aufzählungen befreit werden kann. Eine Tabelle, die nicht auf eine Seite paßt, darf als Zumutung gelten, ist aber prinzipiell zulässig. Es empfiehlt sich, in Tabellen mehr Zeilen als Spalten anzulegen, da dies dem Hochformat und der üblichen Art zu lesen entspricht.

Die Werte müssen den *unmißverständlich* gekennzeichneten Zeilen und Spalten eindeutig *zuzuordnen* sein. Deshalb dürfen weder die Zahlen noch die Abstände zu klein gewählt werden. Symbole für die Signifikanzen werden entweder zwischen die Spalten gestellt oder bei der Verum-/Patientengruppe o. ä. eingezeichnet. Auch in den Tabellen ist nur bei negativen Werten ein Vorzeichen notwendig. Tabellen müssen wie die Abbildungen im zugehörigen Textteil enthalten sein und eine eigene fortlaufende Numerierung erhalten. Ihre Verwendung in der Zusammenfassung ist nicht zulässig. Tabellen können von Hand oder mit dem PC erstellt werden (siehe S. 115).

Legenden
Alle Tabellen müssen mit Legenden versehen werden. Neben dem Titel enthalten sie eine Erklärung der verwendeten Abkürzungen und Parameter (z. B. Mittelwerte mit Standardabweichung). Sofern die Einheiten nicht in der Tabelle selber aufgeführt sind, müssen sie hier genannt werden. Verweise auf den Text sind, wie bei den Abbildungen, nur in Ausnahmefällen möglich. Die Legenden zu den Tabellen stehen normalerweise *über* der jeweiligen Tabelle. Sie beginnen mit der Bezeichnung "Tabelle xy". Anders als bei Abbildungslegenden wird hier nicht mit "Tab. xy" abgekürzt.

Bei Verwendung fremder Abbildungen muß in der Legende zusätzlich die Quelle genannt werden.

10.9 Zusammenfassung

Die Zusammenfassung ist der *wichtigste Teil* der Arbeit, da sie von erfahrenen Lesern, und solche sind in den Promotionsausschüssen vertreten, zuerst und oft als einziges gelesen wird. Sie muß deshalb für sich alleine verständlich sein und dem Leser ein Urteil darüber erlauben, ob es sinnvoll ist, die ganze Arbeit durchzusehen. Für die Zusammenfassung sollte man sich *Zeit und Muße* lassen, jedes Wort, jede Formulierung muß sitzen. Oft geht einem zum Ende der Arbeit etwas die Puste aus, es ist dann wichtig, sich nochmal zusammenzureißen, um eine gute Zusammenfassung zu liefern. Man sollte dazu den Hauptteil abgeschlossen haben, weil nur so ein Überblick über alle wichtigen Aspekte möglich ist.

Sämtliche Teile der Arbeit müssen grundsätzlich in der Zusammenfassung abgehandelt werden, wobei je nach Typ der Arbeit die *Gewichtung unterschiedlich* ausfällt. Eigene Ergebnisse sollten genau dargestellt werden, also unter Nennung von Zahlenwerten. Es ist praktisch, diese in Klammern in den Text einzufügen: "Die Verminderung der Glukoseaufnahme (im Mittel 227 vs. 1321 nmol/100 ml · min) ...". Die eigenen Ergebnisse müssen objektiv bewertet werden, hypothetische Schlußfolgerungen sollten vorsichtig ausgedrückt werden. Inhaltslose Redewendungen sind zu vermeiden.

Nur im *Hauptteil* der Arbeit enthaltene Aussagen dürfen Eingang in die Zusammenfassung finden. Eine neuerliche Diskussion ist unbedingt zu vermeiden, man beschränkt sich auf die Schlußfolgerungen aus den eigenen Befunden. Hieraus ergibt sich auch, daß Literaturzitate fehl am Platze sind. Nur in *Ausnahmefällen* – auf jeden Fall nach Rücksprache mit dem Dekanat – ist die Nennung von Literatur möglich. *Keinesfalls* dürfen Abbildungen oder Tabellen enthalten sein.

Über die maximal mögliche *Länge* informieren die Promotionsmerkblätter; auf jeden Fall sollte man sich an die dort genannte Seitenzahl halten. Eine Überschreitung könnte ein Ablehnungsgrund für die Doktorarbeit sein. Als ungefährer Richtwert können zwei Seiten gelten.

10.10 Inhaltsverzeichnis

Wenn alle Textteile vollständig korrigiert sind, kann man das Inhaltsverzeichnis erstellen. Die erste eigentliche Textseite (Einleitung) wird als "Seite 1" gezählt, d. h. alle vorhergehenden Seiten werden nicht gezählt. Es werden die Überschriften mit ihren entsprechenden Seitenzahlen aufgeführt. Insgesamt sollte das Inhaltsverzeichnis *nicht mehr* als zwei Seiten umfassen. Steuern kann man den Umfang durch Ein- oder Ausschluß von Unterpunkten. Das muß aber konsequent geschehen, d. h. man muß *alle* Unterpunkte einer Ebene nennen. Das übliche Format für das Inhaltsverzeichnis ist das Dezimalformat. Das Ganze wird noch übersichtlicher, wenn man die Unterpunkte einrückt:

2 Ruheumsatz von Karzinompatienten 15
  2.2 Methodik..15
    2.2.1 Indirekte Kalorimetrie 16

Die Erstellung des Inhaltsverzeichnisses wird durch die Verwendung eines guten Textverarbeitungsprogrammes vereinfacht. Der Hauptvorteil ist in diesem Fall, daß sich ändernde Seitenzahlen automatisch übernommen werden.

STOP Auf jeden Fall vor Vervielfältigung noch einmal überprüfen!

10.11 Literatur

10.11.1 Literaturnachweise

Die Literaturnachweise ermöglichen dem Leser das rasche Auffinden der Originalarbeiten. Korrektes Zitieren und Führen der Literaturliste ist *unerläßlich,* da dies gerne überprüft und kritisiert wird.

Im fortlaufenden Text wird der Literaturverweis wenn möglich in eckige Klammern gesetzt. Im wesentlichen gibt es zwei Möglichkeiten, die Literatur zu zitieren: Entweder unter Angabe der im Literaturverzeichnis vergebenen Nummer oder von Autorennamen (Harvard-System). Im letzteren Fall wird der Nachname, bei mehr als zwei Autoren unter Beifügung von "et al." und die Jahreszahl genannt. Zitiert man die gleichen Autoren mit zwei Publikationen aus demselben Jahr, so müssen diese mit "a", "b" etc. direkt nach der Jahreszahl versehen werden. Beispiele für korrekte Zitate:

[13, 16, 84]
oder
[Brinkmann 1990]
[Brinkmann u. Volkerts 1989]
[Brinkmann et al. 1980]
[Brinkmann et al. 1990a]...[Brinkmann et al. 1990b]

Vor allem bei umfangreichen Literaturlisten und bei häufigem Belegen einer Aussage mit mehreren Zitaten empfiehlt sich die *numerische Variante;* der Text wird ansonsten durch zeilenlange Literaturzitate zerrissen. Ein Vorteil des Verweisens durch Angabe von Autorennamen ist, daß eine spätere Zuordnung zum Literaturverzeichnis nicht nötig ist. Vorsicht ist nur bei mehrmaligem Auftreten der gleichen Autoren geboten. Während bei dieser Methode ein schrittweises Eingeben der Literatur möglich ist, muß bei der Verwendung von Nummern der Text sowie das Literaturverzeichnis *komplett* sein. Wenn nämlich nur eine Literaturstelle hinzukommt oder wegfällt, ändern sich die Nummern der im Alphabet folgenden Arbeiten. Dieses Dilemma läßt sich durch die Verwendung spezieller Computerprogramme umgehen (s. Seite 113).

STOP Die Promotionsordnungen einiger Fakultäten schreiben die Zitierweise genau vor.

10.11.2 Literaturverzeichnis

Im Literaturverzeichnis werden *alle* im Text zitierten Arbeiten aufgeführt; ebenso müssen *alle* hier enthaltenen Literaturstellen im Text genannt werden. Die im angloamerikanischen Sprachraum übliche Reihenfolge nach der ersten Erwähnung im Text ermöglicht eine leichtere Zuordnung und Kontrolle derselben. Üblicherweise werden bei uns diese Verzeichnisse jedoch *alphabetisch* geführt und zwar nach dem Nachnamen des Erstautors. Bei mehreren Arbeiten des gleichen Autors gilt dann die alphabetische Reihenfolge der Koautoren und die chronologische Abfolge der Jahreszahlen. Für die alphabetische Aufführung gelten die normalen deutschen ABC-Regeln, die Umlaute ä, ö, ü werden wie a, o und u, ß wie ss behandelt. Die Einordnung richtet sich nach den nachfolgenden Buchstaben.

Da das Literaturverzeichnis dem Leser die Beschaffung der Originalarbeiten ermöglichen soll, muß es alle dafür notwendigen bibliographischen Angaben enthalten. Die bereits erwähnten Computer-Programme bieten auch hier eine wesentliche Arbeitserleichterung (s. Seite 113).

Zeitschriften

- Namen der Autoren mit allen Koautoren (im Gegensatz zur Nennung im Text *nicht* "et al." !) mit abgekürztem Vornamen
- Titel der Arbeit
- Abgekürzter Zeitschriftenname
- Erscheinungsjahr
- Zeitschriftenband
- Seitenzahlen

Sämtlichen Autorennamen folgt das Initial des Vornamens, bei Doppelvornamen werden beide Initialen verwendet, aus "Klaus-Peter Brinkmann" wird also "Brinkmann KP". Adelsprädikate u. ä. werden nach dem Vornamensinitial geführt. Die verschiedenen Autorennamen werden durch Komma abgetrennt. Danach folgen der vollständige Originaltitel und der korrekt abgekürzte Zeitschriftenname. Im allgemeinen erfolgt die Abkürzung nach dem Index medicus. Die wichtigsten Zeitschriften mit ihren Abkürzungen sind im Anhang C dieses Buches aufgelistet. Die Angaben "Bd." oder "Vol." für Band und "S." für Seitenzahlen entfallen, da sie sich aus der Reihenfolge ergeben. Hingegen bleibt die Abkürzung "Suppl." (für Supplementum = Ergänzungsband) bestehen. Römische Ziffern sollten nicht verwendet werden, da sie schlechter verständlich sind als arabische. Ansonsten muß man sich strikt an die Angaben aus der Originalarbeit halten und sollte diese beim geringsten Zweifel noch einmal überprüfen.

Beispiel:

Holroyde CP, Gabuzda TG, Putnam RC, Paul P, Reichard GA:
Altered glucose metabolism in metastatic carcinoma.
Cancer Res (1977), 37: 3109-3114

Beiträge in Büchern oder Sammelwerken

Zitierte Beiträge in Büchern oder Sammelwerken werden so zitiert:

- Namen der Autoren mit allen Koautoren mit abgekürztem Vornamen
- Titel des Beitrags
- Seitenangabe

- "In:" Namen der Herausgeber "(Hrsg.)"
- Titel des Werks
- Band (falls mehrere erschienen)
- Auflage (falls mehrere erschienen)
- Verlag
- Erscheinungsort
- Erscheinungsjahr
- Seitenangabe

Das Wort Verlag entfällt, bei den Erscheinungsorten sollten maximal drei genannt werden.

Beispiel:

Holm E, Schimpf F, Schlickeiser G, Söhner W, Staedt U, Striebel JP: Aminosäurenstoffwechsel bei Tumorkrankheiten.
In: Sauer R, Thiel HJ (Hrsg.): Ernährungsprobleme in der Onkologie; Aktuelle Onkologie, Band 35
Zuckschwerdt; München; (1987) 25-54

Bücher

Für Zitate von kompletten Büchern gilt das Gleiche wie bei den Buchbeiträgen:

- Alle Autoren mit abgekürztem Vornamen
- Titel
- Auflage (falls mehrere erschienen)
- Verlag
- Erscheinungsort
- Erscheinungsjahr

Beispiel:

Brinkmann KP, Müller F: Das Leben der Pseudomonas in der Schwarzwaldklinik. 3. Aufl.
Meyer; Freiburg i. Br.; (1985)

Dissertationen bzw. Habilitationen

Dissertations- bzw. Habilitationsschriften werden wie folgt zitiert:

- Autor(en) mit abgekürztem Vornamen
- Titel der Arbeit
- Medizinische bzw. Zahnmedizinische Dissertation bzw. Habilitation
- Universitätsort
- Jahresangabe

Beispiel:
Künkel B, Schlickeiser G: Untersuchung des Substrataustausches maligner Kolon-Tumoren bei Menschen und der Eignung von Aminosäuren als Tumormarker.
Medizinische Dissertation, Universität Heidelberg; (1988)

Unveröffentliche Befunde
Unveröffentliche Befunde können ebenfalls zitiert werden, wobei dies nicht zu häufig vorkommen sollte, da sie nicht nachprüfbar sind.

Beispiele:
Brinkmann KP: Persönliche Mitteilung (1981)
Brinkmann KP: Publikation in Vorbereitung

Zur Publikation angenommene oder vorbereitete Arbeiten
Arbeiten, die zur Publikation angenommen sind, werden folgendermaßen zitiert:

Brinkmann KP, Volkerts H: Lebertoxische Wirkung von Schwarzwälder Kirschtorte.
Klin Wochenschr (1992 zur Publikation angenommen)

Die Angabe "im Druck" ist *nicht* zulässig. Bei noch nicht zur Veröffentlichung angenommenen, aber evtl. schon eingereichten Arbeiten schreibt man ohne Angabe von Jahreszahl oder Zeitschrift "Publikation in Vorbereitung".

STOP Die Verwendung von Zeichen und die Position der Jahreszahl zwischen den einzelnen bibliographischen Angaben ist nicht einheitlich vorgeschrieben, wichtig ist aber, daß man *alle* Zitate im selben Format angibt.

10.12 Titelblatt

Die Gestaltung des Titelblatts ist durch die Promotionsrichtlinien vorgegeben, entsprechende *Muster* sind den Merkblättern beigefügt. In der Regel besteht es aus folgenden Teilen:

- Institution, in welcher die Arbeit angefertigt wurde, und deren Leiter mit Titel, Vor- und Zuname
- Titel der Dissertation

- "Inauguraldissertation zur Erlangung der Doktorwürde/des medizinischen Doktorgrades der Medizinischen Fakultät der Universität zu (Ort)"
- "vorgelegt von (Vor- und Zuname) aus (Geburtsort)"
- Jahr der Vorlage der Dissertation

Alle diese Angaben werden auf dem Titelblatt zentriert. Leider stammen die Layout-Vorstellungen der Universitäten noch aus dem Zeitalter der Schreibmaschine. Zwar bietet ein PC deutlich mehr Möglichkeiten einer vernünftigen Gestaltung, dennoch *muß* man sich an diese Vorgaben halten. Die Jahresangabe muß auch bei späterem Nachdruck beibehalten werden.
Auf der Rückseite oder dem zweiten Blatt nennt man:

- Dekan
- Referent, Gutachter, Berichterstatter

Ein etwaiger Wechsel des Dekans kurz vor Fertigstellung der Arbeit ist unbedingt zu berücksichtigen, da die Annahme der Arbeit sonst verweigert werden kann. Sicherheitshalber sollte man noch einmal nachfragen. Der Referent muß habilitiert sein, stimmt also nicht unbedingt mit dem eigentlichen Doktorvater, also dem Betreuer überein.

10.13 Widmung

Die Widmung ist kein Muß. Wenn jedoch eine vorgesehen ist, steht sie vor dem Inhaltsverzeichnis – im Gegensatz zur Danksagung. Man kann die Arbeit selbstverständlich widmen, wem man möchte. In den meisten Fällen sind die Eltern die Auserwählten, oft auch Ehe- oder Lebenspartner. Es wurde allerdings auch schon eine Arbeit Bob Seeger und seiner Band gewidmet – alles ist möglich.

10.14 Lebenslauf

Der Lebenslauf (bei mehreren Doktoranden: die Lebensläufe) folgt nach dem Literaturverzeichnis. Er enthält in tabellarischer Form neben den üblichen Angaben solche zum universitären Werdegang des Doktoranden:

- Name und Vorname
- Geburtstag und -ort
- u. U. Familienstand und Konfession
- Namen und Berufe der Eltern
- Schulen und Abschlüsse
- evtl. Wehr- oder Zivildienst
- Hochschulen und evtl. Fachrichtungen bei Vorstudien
- Staatsexamina mit Ort und Datum

Ergänzend sind möglich: Berufsausbildung, längere Auslandsaufenthalte, Famulaturen, PJ-Wahlfach, Veröffentlichungen, Stipendien.

10.15 Danksagung

Die Danksagung wird, sofern eine vorgesehen ist, nach dem Lebenslauf plaziert. Man kann und sollte allen Personen danken, die einem in irgendeiner Form bei der Doktorarbeit behilflich waren. Für gewöhnlich dankt man dem Doktorvater für die Überlassung des Themas und seine Betreuung. Falls diese besonders gut war, sollte dies auch zum Ausdruck gebracht werden, ansonsten beschränkt man sich auf die üblichen Dankesfloskeln. Personen, die einem behilflich waren, obwohl sie nicht zur eigentlichen Arbeitsgruppe gehören, sollten ebenfalls bedacht werden. Eventueller Dank gilt auch Drittmittelgeld- oder Stipendiengebern.

10.16 Kurzfassung

Die Form und Länge der Kurzfassung ist in den Promotionsvorschriften vorgegeben. Bei Unklarheiten sollte man frühzeitig nachfragen. Sie besteht aus einem Sonderblatt, das evtl. beidseits beschrieben werden darf. Aus der Überschrift der Kurzfassung sollen Titel der Arbeit, Name des Doktoranden und die vollständige Bezeichnung des Instituts/der Klinik mit Leiter hervorgehen. Manche Fakultäten verlangen eine Unterschrift des Referenten.

Ähnlich wie die Zusammenfassung beinhaltet die Kurzfassung eine Beschreibung des Themas, eine kurze Darstellung der wesentlichen Ergebnisse und Schlußfolgerungen. Man orientiert sich praktischerweise an der Zusammenfassung. Eine Verwendung von Abbildungen, Tabellen oder Literaturzitaten verbietet sich schon aus Platzgründen, jedoch auch formal.

10.17 Referat

An manchen Universitäten wird zusätzlich ein Referat des Betreuers für die Eröffnung des Promotionsverfahrens benötigt. Als Doktorand hat man in der Regel damit nichts zu tun, außer seinen Doktorvater evtl. daran zu erinnern.

11 Stil und Rechtschreibung

Vielen Doktoranden bereitet es große Schwierigkeiten, wissenschaftliche Sachverhalte korrekt und zugleich stilistisch ansprechend zu formulieren. Erschwerend kommt hinzu, daß Wiederholungen oft nicht zu vermeiden sind. Für häufig in Dissertationen vorkommende Begriffe haben wir deshalb im Anhang A diese Buches eine Synonymwörterliste zusammengestellt. Schon während der Erstellung des Manuskriptes sollte man die stilistischen und orthographischen Regeln im Hinterkopf haben. Danach empfiehlt es sich, eine "schöpferische Pause" einzulegen, um danach das Ganze noch einmal zu überprüfen. Zusätzlich bietet es sich an, unbeteiligten Dritten, auch Nichtmedizinern, das Werk zur kritischen Durchsicht zu geben.

11.1 Stil

Einige stilistische Regeln, an die man sich halten sollte:

☞
- Durch eine klare Gliederung mit genauer Auflistung der zugehörigen Stichpunkte lassen sich ausschweifende Formulierungen vermeiden.
- Kurze, aussagekräftige Sätze erleichtern dem Leser das Verständnis; trotzdem sollte auf abwechslungsreichen Satzbau geachtet werden, also nicht immer "Subjekt, Prädikat, Objekt".
- Verben beleben den Text; dies gilt allerdings weniger für kraftlose Verben wie "haben", "sein", "machen" etc.
- Wiederholungen lassen sich am besten durch die Verwendung einer Synonymwörterliste (s. Anhang A) oder mit dem Thesaurus einer Textverarbeitung einschränken.

- Eine objektive Darstellung ist das Ziel jeder wissenschaftlichen Veröffentlichung. Wertende Begriffe, wie “leider”, “unglücklicherweise” etc. sind deshalb zu vermeiden. Der gezielte Einsatz von Formeln wie “meines Erachtens” oder “meiner Meinung nach” ist jedoch beispielsweise bei der Erläuterung von Hypothesen durchaus möglich.
- Das vielfach verwendete Passiv führt oft zu farblosen und umständlichen Sätzen. Der Gebrauch des Aktivs kann hier Abhilfe schaffen. Leider kollidiert dies häufig mit der Vorschrift, daß in wissenschaftlichen Publikationen kein “ich” oder “wir” enthalten sein darf. Wir hoffen, daß diese Form zunehmend auch bei uns akzeptiert sein wird, ähnlich wie dies bereits im angloamerikanischen Sprachraum der Fall ist. “Man” sollte sparsam verwendet werden.
- Anstelle trockener Aufzählungen sollten gleichartige Befunde oder Ergebnisse lieber in Form einer Tabelle dargestellt werden.
- Es ist ungünstig, Abkürzungen oder Zahlen an den Satzanfang zu stellen. Falls sich der Satz nicht umstellen läßt, kann man beispielsweise aus “Ca. 25” “Etwa 25” machen.
- Auf den Gebrauch eines einheitlichen Tempus innerhalb eines Abschnittes ist zu achten. Für Einleitung, Ergebnisse, Diskussion und Zusammenfassung bieten sich Präsens und/oder Imperfekt an; nur für die Methodik ist das Imperfekt Tempus der Wahl.

Weitergehende Hilfestellung bieten Band 2 (Stilwörterbuch) und Band 8 (Die sinn- und sachverwandten Wörter) des Duden.

11.2 Rechtschreibung

Grundlage der deutschen Rechtschreibung ist der Duden. Für die Erstellung medizinischer Dissertationen ist neben Band 1 (Rechtschreibung) und Band 5 (Fremdwörterbuch) das Wörterbuch medizinischer Fachausdrücke, ebenfalls vom Dudenverlag, von Interesse. Die *meisten* Promotionsvorschriften verlangen eine Rechtschreibung gemäß Duden. Manche Wörter oder zusammengesetzte Begriffe wird man unter Umständen nicht finden. In diesem Fall ist es möglich, sich telefonisch oder schriftlich an die *Sprachberatungsstelle* der Dudenredaktion (siehe Anhang B) zu wenden.

Einige Anmerkungen zu den am häufigsten auftretenden Problemen:

- Unglücklicherweise schreibt der Duden, abweichend vom internationalen Sprachgebrauch, die eingedeutschte k- und z-Schreibweise anstelle von "c" vor. Entgegen den Merkblättern der Fakultäten ist es durchaus möglich, von dieser Vorschrift abzuweichen. In jedem Fall muß die einmal gewählte Schreibweise konsequent durchgehalten werden.
- Auch die Umlaute werden in den meisten Fällen als solche geschrieben, also "ä" anstatt "ae".
- Abweichend von den oben genannten Fällen schreibt der Duden für die Termini technici die "originale", nicht eingedeutschte Schreibweise vor. Sofern ein Fachausdruck (noch) nicht eingedeutscht wurde, gilt dasselbe.
- Der Duden schränkt die Verwendung von Bindestrichen stark ein. Meistens hat man die Tendenz, lange Wörter durch Bindestriche abzutrennen; jedoch gibt es auch hierfür ganz konkrete Regeln. Bei einer Aneinanderreihung von mehreren Substantiven, die sich auf ein Grundwort beziehen, sind Bindestriche *zwingend* vorgeschrieben. Das Gleiche gilt für die Verbindung von Namen und Begriffsbezeichnungen oder Kombinationen von Fremdwörtern und deutschen/eingedeutschten Grundwörtern. Bei unübersichtlichen Zusammensetzungen aus mehr als drei Gliedern oder in Verbindung mit Abkürzungen/Buchstaben und um Mißverständnisse zu vermeiden werden Bindestriche eingesetzt. Ansonsten werden zusammengesetzte Wörter grundsätzlich ohne Bindestriche geschrieben.
- Die in vielen Fachbüchern noch anzutreffende Schreibweise mit "sche" entfällt zugunsten eines Bindestrichs (Naegel-Regel anstatt Naegelsche Regel oder – ganz falsch – Naegel'sche Regel).
- Das Verbindungs-O hat Bindestrichfunktion und ersetzt ihn somit (ilioinguinal statt ilio-inguinal).
- Ganze Zahlen bis einschließlich zwölf werden normalerweise ausgeschrieben, allerdings nicht in Verbindung mit abgekürzten Einheiten (also "zwei Meter", aber nicht "zwei m").
- Theoretisch dürfen nur SI-Einheiten verwendet werden. So ist beispielsweise die Einheit kcal nicht mehr zulässig, trotzdem wird man oft Unverständnis ernten, wenn man die offizielle Einheit kJ verwendet. Welche Form man wählt, wird nicht zuletzt davon abhängen, wie progressiv oder konservativ der Doktorvater oder die Fakultät ist.

- Zwischen Zahlenwert und Einheit oder Prozentzeichen kommt eine (halbe) Leerstelle, ein sog. Spatium.
- Abkürzungen soll man möglichst wenig und wenn, nur die nach Duden üblichen und allgemein bekannten, verwenden. Endet ein Satz mit einer Abkürzung, so folgt *nur ein* Punkt.
- Bei Silbentrennung von Fachausdrücken ist besondere Vorsicht geboten. Hier gelten die üblichen Trennregeln oft nicht, beispielsweise trennt man nicht "Symp-tom" sondern "Sym-ptom". Die korrekten Ternnungen sind im Duden verzeichnet. Vorsicht ist bei den Textverarbeitungsprogrammen geboten, die Fachausdrücke oftmals falsch trennen.
- Die richtigen Artikel sind einem nicht immer geläufig, deshalb lieber nachschlagen. Es heißt beispielsweise "das" und nicht "der Femur"!

Anschließend noch eine Auflistung häufiger Fehler:

falsch	**richtig**
sodaß	so daß
Achillessehnen-Reflex	Achillessehnenreflex
Calcium, Kalcium	Kalzium
Laxantien	Laxanzien
Vitamin-haltig	vitaminhaltig
Vitamin C-haltig	Vitamin-C-haltig
Typ 1-Diabetes	Typ-I-Diabetes
	aber: Diabetes Typ I
Virchowsche Trias	Virchow-Trias
Thalassaemie	Thalassämie
	aber: Thalassaemia minor
41-jährig	41jährig
13-mal	13mal
15 Minuten-Takt	15-Minuten-Takt
ilio-inguinal	ilioinguinal
Magen-Darmtrakt	Magen-Darm-Trakt
Gastrointestinal-Trakt	Gastrointestinaltrakt
in vivo-Untersuchung	In-vivo-Untersuchung
Bluthirnschranke	Blut-Hirn-Schranke
β-Rezeptorenblocker	β-Rezeptoren-Blocker
	oder: Betarezeptorenblocker
a. p. (Röntgen)	a.-p. (Röntgen)
	aber a. p. (ante partum)
15° C	15 °C
	aber 15° (Winkel)

Die genannten Regeln und Hinweise sind bei weitem nicht vollständig und können nur eine Hilfestellung sein. Ausnahmen hiervon gibt es zur Genüge. Bei alledem sollte man bedenken, daß die Arbeit zwar formal in Ordnung sein sollte, aber letzlich nicht für Germanisten bestimmt ist.

12 Manuskripterstellung und Vervielfältigung

Es gibt verschiedene Möglichkeiten der schriftlichen Ausführung der Arbeit. Wer sich nicht gleich an den Computer setzen will, kann den Text entweder als handschriftliches Konzept abfassen oder diktieren. In jedem Fall ist eine *klare Gliederung* hilfreich. Beim Diktieren sollten zusätzlich Stichpunkte notiert werden, da sich Einschübe nur schwer realisieren lassen. Diktieren ist für den Ungeübten sehr schwierig, da der Überblick schnell verloren geht.

Ob Diktat oder handschriftliche Vorlage – man hat dann zwei Möglichkeiten: Selber schreiben oder schreiben lassen.
Will man auf die Dienste eines professionellen Schreibbüros zurückgreifen, muß man mit Kosten von 4.- bis 8.- DM pro Seite rechnen. Wichtig ist hierbei, ob spätere Korrekturen eine komplette Neufassung erfordern, oder ob die Schreibkraft mit Computer arbeitet und Änderungen deshalb problemlos möglich sind. Bewährt hat sich beispielsweise, die Erstfassung tippen zu lassen und den Text auf Diskette zu übernehmen, um die weitere Bearbeitung am eigenen PC vornehmen zu können.

Selbstschreiber sollten den Computer benützen, ob mit oder ohne handschriftliches Konzept. Es ist natürlich auch heute noch möglich, das Manuskript mit der Schreibmaschine zu erstellen. Die fehlenden Gestaltungs-, Korrektur- und Speichermöglichkeiten sprechen jedoch dagegen.

12.1 Gestaltung

Die heute gängige Gestaltung der Arbeit mit dem PC bietet weitreichende Möglichkeiten was Layout, Schriftwahl und graphische Illustrationen angeht. *Anregungen* hierfür kann man sich aus anderen Dissertationen oder Habilitationen holen. Sie sind in den Uni-Bibliotheken einsehbar.

Ein Textverarbeitungsprogramm erlaubt eine komfortable Manuskripterstellung. Tabellen und Graphiken können entweder vor dem Vervielfältigen von Hand montiert oder direkt in den Text eingebaut werden. Hierzu ist allerdings neben geeigneten Programmen etwas Übung und ein ausreichend konfigurierter Rechner erforderlich. Möglich ist auch, eine Leerseite für Graphiken oder Tabellen im Text vorzusehen und diese später hineinzukopieren.

Tabellen und Abbildungen

Beim Anfertigen von Tabellen und Abbildungen muß an das endgültige Format gedacht werden, da sie sonst evtl. zu groß ausfallen, was dann schwer zu ändern ist. In diese Überlegungen sind die Legenden mit einzubeziehen, die ja bei den Abbildungen bzw. Tabellen stehen müssen. Die Verwendung bestimmter Graustufen oder Muster kann zu Problemen beim Vervielfältigen führen – im Zweifelsfall rechtzeitig ausprobieren.

Seitenumbruch

Beim Seitenumbruch, dem Beginn einer neuen Seite, sollte man darauf achten, daß weder die letzte Zeile eines Absatzes allein auf der nächsten Seite noch die erste Zeile allein auf der vorhergehenden Seite steht. Die Typographen sprechen dann von "Schusterjungen" und "Hurenkindern". Bei der Einbindung von Tabellen und Abbildungen ist auf eine entsprechende Plazierung und den sich daraus ergebenden Seitenumbruch zu achten.

Schrift

Oberstes Kriterium bei der Schriftwahl ist die gute Lesbarkeit. Besonders geeignet für den fortlaufenden Text sind deshalb Serifenschriften. Serifen sind die kleinen waagerechten Striche an den Buchstaben, die das Auge führen. Serifenlose Schriften können für Überschriften, in Tabellen und Abbildungen sowie den Legenden verwendet werden. Die Schrift darf keinesfalls zu klein sein; je nach Schriftart kommen Größen von 10 bis 12 Punkt (ca. 4 mm) in Frage. Für die Überschriften können Schriften bis etwa 24 Punkt (ca. 8 mm) zum Einsatz kommen. Die einmal gewählten Schriften und Schriftgrößen müssen konsequent durchgehalten werden. Ausgefallene *Schrifttypen* oder Stilattribute sind zu vermeiden.

Inhaltsverzeichnis
Am elegantesten ist die automatische Erstellung des Inhaltsverzeichnisses mit dem Textverarbeitungsprogramm. Es läßt sich natürlich auch manuell anfertigen. In jedem Fall muß es zum Schluß nochmal auf *Vollständigkeit und korrekte Seitenzahlen* überprüft werden.

Seitengestaltung
In der gesamten Arbeit sollte ein einheitliches Layout durchgehalten werden. Die bestimmenden Elemente sind der gewählte Satz, Zeilenabstand, Ränder und Größe der Überschriften.

Beim Satz hat man in der Doktorarbeit die Wahl zwischen linksbündigem Flattersatz und Blocksatz. Blocksatz sieht sauberer aus; um zu große Buchstaben- oder Wortabstände zu vermeiden, muß man aber häufiger trennen als bei der linksbündigen Formatierung. Ganz ohne Trennung kommt man natürlich auch beim Flattersatz nicht aus. Eine typographische Regel besagt, daß nicht mehr als drei Zeilen hintereinander mit einem Satzzeichen oder Trennstrich enden. Um eine übersichtliche Seite zu gestalten, sollten Schriftgröße, Zeilenabstand und Ränder nicht zu klein gewählt werden. Beim linken Rand muß das Binden mit einkalkuliert werden. Die Ränder sollten dabei möglichst auch bei Abbildungen, Tabellen und Überschriften nicht überschritten werden.

In den Promotionsmerkblättern werden teilweise detaillierte Angaben über Zeilenzahl, Zeilenabstand und Ränder gemacht.

12.2 Korrektur

Vor der Vervielfältigung sollte, möglichst nach einigen Tagen Pause, eine Endkorrektur durchgeführt werden, da sich immer noch Fehler finden. Zur Erstellung der endgültigen Version einige Tips:

- Fertiges Manuskript erst einmal vor der Endkorrektur einige Tage liegen lassen, da bei der ständigen Bearbeitung die Kritikfähigkeit leidet.
- Unbeteiligte als Korrektor gewinnen (Stil, Rechtschreibung, Layout)
- Nochmalige Durchsicht der Abbildungen und Tabellen auf Korrektheit!

- Korrekte Zuordnung der Legenden?
- Silbentrennung überprüfen!
- Inhaltsverzeichnis überprüfen!
- Danksagung komplett?
- Manuskript vollständig?
- Auch für Perfektionisten gilt – irgendwann muß Schluß sein.

12.3 Ausdruck und Vervielfältigung

Wenn man die Arbeit nicht drucken läßt, ist ein *sauberer Ausdruck* als Kopiervorlage unabdingbar. Hierfür sollte ein Tintenstrahl- oder Laserdrucker verwendet werden. Der Qualitätsunterschied zwischen den letzten beiden verliert sich beim Kopieren praktisch vollständig. Wer selber keinen Drucker dieser Art besitzt, kann möglicherweise in einem Institut oder bei einem freundlichen Computerhändler ausdrucken.

Wenn zum Ausdrucken nicht der eigene Drucker benutzt wird, sondern ein anderer Typ, kann sich das Seitenformat und somit Umbruch und Trennungen ändern. Auch ist nicht garantiert, daß alle Schriftarten zur Verfügung stehen. In diesem Fall muß man, um unangenehme Überraschungen zu vermeiden, frühzeitig einen Probedruck mit Text und Graphiken machen.

Die Frage, ob kopiert oder gedruckt wird, ist letztendlich ein finanzielles Problem. Bei wenigen benötigten Exemplaren lohnt sich das Drucken nicht. Die Anzahl richtet sich nach den Fakultätsvorschriften, die von acht bis achtzig reichen, und dem persönlichen Bedarf. Dabei sollte man großzügig sein, damit später noch Exemplare für Kollegen, Preiseinreichungen u. ä. zur Verfügung stehen. Insgesamt ist es sehr empfehlenswert, eher zuviel Kopien anzufertigen. Um die billigste Möglichkeit zu finden, muß man sich bei Copy-Shops und Druckereien erkundigen; bei einer Stückzahl bis 50 kann davon ausgegangen werden, daß das Kopieren günstiger ist. Bei der Kalkulation sollten die benötigten Kurzfassungen mit einbezogen werden.

Druck
Folgende Gesichtspunkte sind zu berücksichtigen:

- Billigstes Angebot gleich preiswertestes?
- Zusatzkosten für Graphiken, Titelblatt etc.?

- Herstellungsdauer?
- Druckvorlage: Diskette oder Papier?
- Papierqualität?
- Einband, Art des Bindens?
- Schriftliche Angebote einholen
- Musterseiten anfordern

Kopieren
Die Qualität der Kopien hängt einerseits von der Vorlage, aber auch vom Kopierer ab. Die Güte der Kopiergeräte sowie die Preise schwanken deutlich, ein *Vergleich* lohnt sich also. In manchen Copy-Shops gibt es auch Mengenrabatt. Einige bieten zusätzlich einen Kopierservice an. Wenn man selbst kopiert, muß einiges an Zeit einkalkuliert werden. Kopierer mit Einzelblatteinzug und Sortiervorrichtung sind deshalb sehr vorteilhaft.

- Zur Sicherheit sollte eine doppelte Kopiervorlage mitgenommen werden, falls der Kopierer ein Blatt "frißt".
- Bei der Verwendung von eigenem Kopierpapier auch den Ausschuß mit einberechnen.

Papier
Das übliche Kopierpapier ist sicher verwendbar. Die einzige Einschränkung gilt der Farbe: Sie sollte weiß sein, Recycling-Papier kommt also (noch) nicht in Frage. Hat man etwas höhere Ansprüche an die Papierqualität, gibt es dazu folgende Gesichtspunkte:

- Papiergewicht (80 - 90 g/m^2)
- Weißheitsgrad
- Hohe Opazität (kein Durchscheinen)
- Glätte
- Bei der Mengenberechnung an Ausschuß denken.

Ein Papier guter Qualität ist mit ca. 20,- DM pro 500 Blatt etwa doppelt so teuer wie das übliche Kopierpapier.

Einband
Die meisten Doktoranden verwenden die in Copy-Shops erhältlichen Einbanddeckel (einfarbig, strukturierte Oberfläche). Im Fachhandel gibt es eine größere Auswahl von Deckblattkartons. Optisch eleganter ist ein heller Karton mit glatter Oberfläche, auf den man den Titel druckt. Eine weitere Möglichkeit ist die Verwendung von Kopierfolien, die mit dem Titel bedruckt und mit gebunden oder auf den Deckblattkarton aufgeklebt werden. Angesichts der eher

konservativen Einstellung der Mediziner, sollte bei der Auswahl von Farbe und Styling des Deckblattes eher Zurückhaltung geübt werden. Der Karton sollte zumindest 200 g/m^2 Papiergewicht haben. Der Deckblattkarton schlägt mit etwa 15.- DM pro 50 Blatt zu Buche, während selbstklebende Kopierfolien mit ca. 75.- DM pro 50 Stück recht teuer sind.

Binden

Die übliche Art ist die Kaltleimbindung. Eine aufwendigere Bindung ist wesentlich teurer und lohnt sich kaum. Viele Copy-Shops bieten die Kaltleimbindung recht preisgünstig an. Die Preise liegen um 5.- DM pro Exemplar bei einem Umfang von ca. 100 Seiten. Obergrenze für diese Technik sind etwa 400 Seiten, was hoffentlich kein Dissertand seinen Mitmenschen zumuten möchte.

Mikrofiches

Je nach Universität kann oder muß neben einer *immer* vorgeschriebenen Anzahl von gebundenen Exemplaren der Rest in Form von Mikrofiches abgegeben werden.

Mikrofiches sind postkartengroße Planfilme (DIN A 6), auf denen die Schriftstücke stark verkleinert abgebildet sind. Die Wiedergabe erfolgt über entsprechende Lesegeräte, der Ausdruck auf Papier ist über spezielle Drucker möglich. Der für Dissertationen angewandte Verkleinerungsfaktor von 24:1 entspricht der DIN-Norm. Ein Mikrofiche enthält bis zu 98 Aufnahmen, wovon eine ein Testfeld darstellt.

Falls die jeweilige Universität eine Veröffentlichung in Form von Mikrofiches zuläßt, kann dies wesentlich kostengünstiger als Drucken oder Kopieren sein. Beispielsweise kosten 50 Duplikate einer Promotionsschrift mit bis zu 97 Seiten ca. DM 130.-.

Weitere Informationen und technische Richtlinien bietet die bei der Gesellschaft für Mikrographie-Systeme kostenlos erhältliche Broschüre "Der Mikrofiche – die neue und preiswerte Art, Dissertationen und Diplomarbeiten zu vervielfältigen".

13 Computer

Abgesehen davon, daß Computerkenntnisse für die Vergabe von manchen Doktorarbeiten Voraussetzung sind, werden wohl die meisten Doktoranden im Laufe ihrer Dissertation mit dem Computer konfrontiert werden. Er erleichtert viele Arbeiten, bietet jedoch keine oder nur wenig Hilfe in den Bereichen Studiendesign, Versuchsplanung, direkte Datenerhebung und Interpretation der Befunde. Praktisch alle anderen, zum Teil langweiligen und nervtötenden Arbeiten, die im Zusammenhang mit einer Doktorarbeit anfallen, lassen sich durch den gezielten Einsatz eines PCs mit der richtigen Software schnell und elegant lösen, sei es die Literaturrecherche, die statistische Auswertung oder die Erstellung des Manuskriptes. Der Einsatz von Textverarbeitungsprogrammen gestaltet die Manuskripterstellung wesentlich komfortabler, ganz abgesehen von der besseren Qualität des gedruckten Werks.

Die Erwartungen sollte der Computerneuling dabei nicht zu hoch schrauben, auch die Einarbeitung in den Computer kostet Zeit. Aus diesem Grunde empfehlen wir, frühzeitig, am besten mit Beginn der Doktorarbeit, damit anzufangen. Anhand kleinerer anfallender Arbeiten, wie beispielsweise Briefe an Probanden, kann der Ungeübte erste wertvolle Erfahrungen sammeln und vermeidet zusätzlichen Streß beim Endspurt. Nur der erfahrene Benutzer wird über die Textverarbeitung hinaus komplexere Aufgaben, wie Tabellenkalkulation u. ä. angehen und bewältigen.

13.1 Eigener PC – muß das sein?

Diese Frage ist nicht ganz einfach zu beantworten. Wer über ein ausreichendes finanzielles Polster verfügt oder "Sponsoren" aus der

Familie gewinnen kann, für den gibt es eigentlich keinen Grund, auf die Anschaffung eines PCs zu verzichten.
☞ Zu bedenken ist auch, daß Computerkenntnisse bei späteren Bewerbungen von *Vorteil* sind und nicht nur im universitären Bereich schon fast als Selbstverständlichkeit gelten.

Der weniger mit Geldmitteln gesegnete Doktorand sollte seine Entscheidung davon abhängig machen, ob er beispielsweise im Institut oder bei Freunden Zugang zu einem PC hat. Ist dies der Fall, so kann er damit über die Runden kommen, er muß sich aber darüber im klaren sein, daß dieser Computer u. U. nicht immer zur Verfügung steht. Falls keine Möglichkeit besteht, einen Computer zu benutzen, bleibt unserer Meinung nach nur der Kauf, gegebenenfalls eines gebrauchten Gerätes. Allenfalls Arbeiten ohne großes Datenaufkommen, statistische Auswertung und Graphiken lassen sich evtl. ohne PC anfertigen. Für die Anschaffung eines eigenen Computers spricht auch, daß man sich so frühzeitig in Ruhe einarbeiten und die verschiedenen Möglichkeiten ausloten kann.

13.2 Kurze Einführung in die Computerterminologie

Für die absoluten Computerneulinge folgt hier eine kurze Beschreibung der wichtigsten Fachausdrücke, die zum Verständnis des folgenden Abschnitts oder auch bei einem Kaufgespräch notwendig sind. Zum schnelleren Auffinden erfolgt die Auflistung alphabetisch.

Arbeitsspeicher. Gewissermaßen das Kurzzeitgedächtnis des Computers, wird auch als RAM (Random Access Memory) bezeichnet. Programm und Daten werden im Arbeitsspeicher bis zur Beendigung des Programms oder Ausschalten des PCs abgelegt. Je nach Programm(en) und Datenmenge werden bestimmte Forderungen an die Größe des Arbeitsspeichers gestellt. Sie wird in Kilobyte (kB) oder Megabyte (MB) angegeben.

ASCII. Amerikanischer Standardcode für Informationsaustausch; ein von praktisch allen Programmen auf verschiedenen Personal-Computern lesbarer Zeichensatz.

Betriebssystem. (Systemsoftware) Ein spezielles Programm, das den Betrieb des Computers, also das Zusammenspiel von Zentraleinheit mit Peripherie (Ein- und Ausgabegeräten) und Programmen ermöglicht.

Bildschirm. Gibt es in verschiedenen Größen (Angabe in Zoll) und Auflösungen, die über die Zahl der Bildpunkte (Pixel) festgelegt wird. Neben Schwarzweiß- und Graustufenmonitoren werden zunehmend Farbbildschirme angeboten.

Bit. Kleinste Informationseinheit in der elektronischen Datenverarbeitung. Sie kann die Werte Null oder Eins annehmen.

Byte. Entspricht acht Bit. Mit einem Byte läßt sich jeder Buchstabe des Alphabets eindeutig verschlüsseln. Eine Textseite entspricht ca. 2000 Bytes. Übliche Angaben werden in Kilo- oder Megabyte gemacht.

CPU. Abkürzung für Central Processing Unit, das eigentliche elektronische Kernstück des Computers. Es gibt drei Familien, die 68000er und PowerPC-Prozessoren der Firmen Motorola und Intels 80x86er. Letzter Vertreter der Intel-Familie ist der Pentium-Prozessor.

Cursor. Kleines durch Maus, Trackball oder Tastatur gesteuertes Symbol auf dem Bildschirm, das je nach Programm verschieden sein kann.

Disketten. (Floppy Disk) Scheibenförmiger Datenträger, gebräuchlich in zwei Größen und unterschiedlichen Kapazitäten: Die älteren 5,25-Zoll-Disketten haben ein Fassungsvermögen zwischen 360 kB und 1,2 MB, die neueren 3,5-Zoll-Disketten von 720 kB bis 1,4 MB.

Diskettenlaufwerk. Erlaubt das Lesen und Beschreiben von Disketten der entsprechenden Größe und Kapazität. Sie werden als Einbaumodelle oder externe Geräte angeboten. Ihre Zugriffszeit ist relativ langsam, vor allem im Vergleich zu Festplatten.

Festplatten. (Hard Disk) Große wiederbeschreibbare Speichermedien mit Kapazitäten von früher 20 MB bis mehreren Gigabyte. Standard bei Neugeräten sind heute mindestens 500 MB. Zwischen den einzelnen Modellen bestehen große Unterschiede hinsichtlich der Zugriffszeit, sie ist aber immer deutlich geringer als bei Disketten.

Hardware. Alle elektronischen und mechanischen Teile eines Computers.

Graphikkarte. Eine Einsteckkarte innerhalb des Computers, die dazu dient, Monitore anzusteuern. Bei manchen Geräten sind die Funktionen einer Graphikkarte bereits integriert.

Kilobyte. 2^{10} = 1024 Byte

Kompatibilität. Austauschbarkeit von Programmen, Daten oder Hardware zwischen verschiedenen Rechnern.

LAN. (Local Area Network) Verbund mehrerer Computer innerhalb eines geschlossenen Grundstücks; Zugriffsmöglichkeiten der Computer auf gemeinsame Ein-/Ausgabegeräte.

Megabyte. 1024 Kilobyte

Schnittstelle. (Interface) Verbindung, die die Zentraleinheit mit Peripheriegeräten wie Maus oder Drucker verbindet. Es gibt sie in zwei Ausführungen: entweder seriell oder parallel. Je nach Peripheriegerät werden unterschiedliche benötigt.

Software. System- und Anwendungsprogramme

Taktfrequenz. Geschwindigkeit des Prozessors, mit der dieser intern Informationen verarbeitet .

Tastatur. Wichtigstes Eingabegerät. Es entspricht einer Schreibmaschinentastatur mit zusätzlichen Funktionstasten.

Trackball. Im Prinzip eine umgedrehte Maus. Hier bewegt man eine Kugel, die den Cursor auf dem Schirm entsprechend positioniert.

Trackpad. Eine weitere Alternative zur Maus: Eine berührungssensible Fläche zeichnet Fingerbewegungen auf und ändert entsprechend die Cursor-Position.

13.3 Welcher PC ist der richtige?

Der Laie neigt dazu, die Wahl des PCs vor allem von harten Daten, wie Prozessortyp, Taktfrequenz, Speichergröße etc. abhängig zu machen. Letztendlich sollte man sich am persönlichen Bedarf und Anspruch sowie den finanziellen Möglichkeiten orientieren. Jemand, der beispielsweise hauptsächlich Texte bearbeiten will und keine komplizierten Graphiken erstellt, wird auch mit einem weniger schnellen Rechner ausreichend bedient sein. Wichtiger als

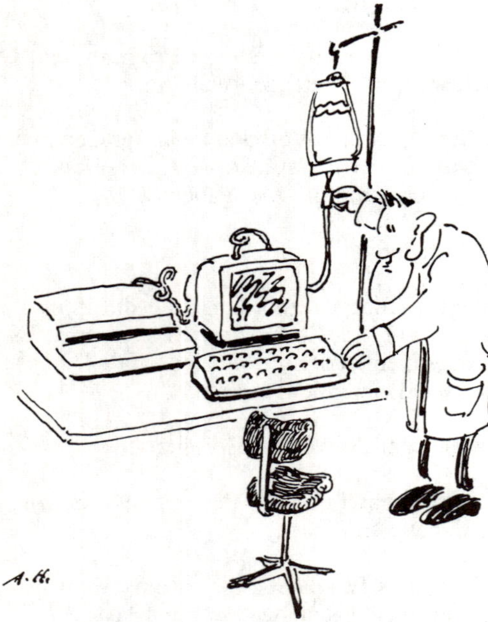

die reine Rechenleistung ist die Ausgewogenheit des Systems, daß also alle Komponenten bezüglich Qualität und Leistungsfähigkeit aufeinander abgestimmt sind. Auch der beste CD-Spieler nützt nichts, wenn schlechte Boxen dazu plärren. Zusätzliches Auswahlkriterium ist neben der Zahl und Qualität der verfügbaren Programme die *Benutzerfreundlichkeit.* Ein grundsätzlicher Punkt, der entschieden werden muß, ist die Wahl des PC-Systems.

Es gibt mehrere Systeme. Die wichtigsten zwei sind die IBM-kompatiblen mit dem Betriebssystem MS DOS oder der darauf aufgesetzten graphischen Benutzeroberfläche MS Windows und die Macintosh-Rechner von Apple. Verfolgt man die Diskussionen unter deren Anhängern, so fallen einem dazu teilweise mittelalterliche Glaubenskriege ein. *Das* beste System gibt es nicht; welches geeignet ist, hängt von den individuellen Bedürfnissen ab. Eine wichtige Frage ist die *Kompatibilität.* Die IBM-kompatiblen sind das verbreitetste System. Da oft auch eine gewisse Abhängigkeit von dem beispielsweise im Labor benützten System vorliegt, wird häufig die Entscheidung zugunsten eines IBM-kompatiblen fallen. Es ist zwar ohne größere Probleme möglich, Dateien von einem System für ein anderes lesbar zu machen, d. h. zu konvertieren, dies erfordert jedoch etwas Erfahrung und Zeit. Möglich ist dies allerdings nur für Daten, Programme sind auf unterschiedlichen Systemen nicht lauffähig. Bei Unabhängigkeit von anderen, bzw. anderen Computern, ist man völlig frei von diesen Überlegungen.

Im folgenden wollen wir die beiden wichtigsten Systeme vorstellen, und dann abschließend kurz auf andere Rechner eingehen.

13.3.1 IBM-kompatible Computer

Unter diesem Begriff faßt man alle Rechner zusammen, die den Befehlssatz der ursprünglich von IBM entwickelten Personal-Computer verstehen, und somit problemlos die gleichen Programme – bei ähnlich vorhandenen Hardwarekomponenten – verwenden können. IBM bietet natürlich selbst auch Rechner an, diese sind jedoch für einen Studenten oftmals zu teuer. Im Laufe der Jahre kamen zu dem Modell "PC" Geräte mit den Bezeichnungen XT und AT hinzu, die sich durch höhere Leistungsfähigkeit auszeichneten. Die Weiterentwicklungen des AT werden nach ihrem Prozessor kurz als 286, 386 oder 486 benannt. Die aktuellen 586er werden nach dem Prozessor als Pentium-Rechner bezeichnet. Ein noch leistungsfähigerer Pentium Pro ist bereits angekündigt. Die neueren Modelle sind mit 3,5-Zoll-Diskettenlaufwerken ausgestattet. 5,25-Zoll-Laufwerke finden sich nur noch in älteren Modellen oder als Sonderausstattung, falls noch alte Disketten gelesen werden müssen. Alle heute erhältlichen Geräte verfügen über eine *eingebaute Festplatte.* Ihre benötigte Größe hängt vom individuellen Bedarf ab. Je nach Art und Zahl der verwendeten Programme läßt sich die *notwendige Kapazität* berechnen. Dabei muß man noch ein paar Megabyte Spielraum für die eigentlichen Daten lassen; Graphiken benötigen vergleichsweise viel Speicherplatz. Übliche Standardausstattung sind heute Festplattenkapazitäten von 500 MB aufwärts. Es gibt unterschiedlichste Monitore für die IBM-kompatiblen Rechner. Als Auswahlkriterien kommen folgende Punkte in Betracht: Bildschärfe und -wiederholfrequenz, Größe, Farbe oder nicht, Strahlungsarmut, Graphikleistung (Herkules, EGA, VGA, Super-VGA). Der Bildschirm muß zur eingesetzten Graphikkarte passen.

Für die weit verbreiteten IBM-kompatiblen Rechner existiert eine Vielzahl von Programmen. Oft hat man jemanden im Bekanntenkreis, der ein bestimmtes Programm besitzt und sich damit auskennt. Zu beachten ist, daß neue Programmversionen nicht unbedingt auf älteren Rechnern oder unter früheren Betriebssystemversionen laufen. Die Einführung von MS Windows bietet viele Vorteile; das Erlernen von DOS-Kommandos entfällt weitgehend. Allerdings benötigt man, um sämtliche Vorteile von Windows zu nutzen, einen leistungsfähigen Prozessortyp und angepaßte Programmversionen, beispielsweise WinWord von Microsoft. Entsprechend müssen, um Windows 95 voll auszunutzen, ebenfalls neue Programmversionen eingesetzt werden.

Während auf Apple-Rechnern nur das Macintosh-Betriebssystem läuft, haben Besitzer von IBM-kompatiblen Rechnern die Wahl: Das von IBM als Alternative zu MS Windows angebotene OS/2 Warp und DOS von Novell bieten technische Vorteile auch gegenüber der aktuellen Version Windows 95. Aufgrund des geradezu absurden Marketingaufwandes ist jedoch Windows 95 wie bereits bei den Vorgängerversionen eine marktbeherrschende Dominanz nicht mehr zu nehmen. Die gängigen Programme sind in jedem Fall unter jedem der hier genannten Betriebssysteme lauffähig.

Es besteht weiterhin die Möglichkeit, für fast jeden Rechner ein Betriebssystem wie UNIX zu erwerben, welches den Datenaustausch erleichtert. Anwendungsprogramme für dieses Betriebssystem sind aber meist teurer. Zudem erfordert das Handling des eigentlichen Betriebssystems (fast) einen Informatiker.

Der Konkurrenzkampf der verschiedenen Computeranbieter führt zu günstigen Angeboten. Bei der Beurteilung des Preis-Leistungs-Verhältnisses sollte man jedoch auch an Garantie- und Serviceleistungen denken. So wird man bei einigen Händlern, unter dem Hinweis auf das studentische Dasein vielleicht sogar unentgeltlich, die Möglichkeit bekommen, beispielsweise einen Laserdrucker für den endgültigen Ausdruck der Arbeit zu benützen.

13.3.2 Apple Macintosh

Im Gegensatz zu den DOS oder Windows-Rechnern gibt es hier *erst seit kurzem* kompatible Geräte von Fremdfirmen. Dadurch war der Macintosh, meistens kurz Mac genannt, lange Zeit sehr teuer; erst Preissenkungen in den letzten zwei Jahren machen diese Rechner für Studenten erschwinglich. Dennoch sind sie noch um einiges teurer als die billigste IBM-kompatible Lösung. Die letzten Modelle basieren alle auf dem leistungsfähigen, von Motorola und den früheren Erzfeinden Apple und IBM gemeinsam entwickelten PowerPC-Prozessor. Beim Kauf eines gebrauchten sollte man möglichst ein Gerät mit diesem Prozessor erstehen. Ein großer Vorteil dieser Rechner ist die Benutzerfreundlichkeit: Die etablierte graphische Benutzeroberfläche mit der Maussteuerung ist, anders als bei Windows, *in das Betriebssystem integriert.* Außerdem ähnelt sich die Bedienung der meisten Programme sehr, dadurch ist ein schnelleres Erlernen möglich. Der Datentransfer von einem Programm ins andere ist problemlos möglich.

Alle Macs sind mit einem 3,5-Zoll-Diskettenlaufwerk ausgestattet, mit dem auch DOS-Disketten gelesen werden können. Bei Verwendung spezieller Software oder Einsteckkarten können auch DOS und Windows-Programme benutzt werden. Für die Festplatte gilt dasselbe wie bei den IBM-kompatiblen. Es gibt auch hier unterschiedliche Monitore, als Auswahlkriterien können wieder Bildschärfe und -wiederholfrequenz, Größe, Farbfähigkeit Strahlungsarmut, Graphikleistung gelten. Der Bildschirm muß jedoch für einen Mac ausgelegt sein. Moderne Schirme können von Macs auf IBM-Rechner umgeschaltet werden.

13.3.3 Andere Systeme

Die in der letzten Auflage noch behandelten Commodore Amiga und Atari mit TOS-System sind mittlerweile nur noch auf dem Gebrauchtmarkt vertreten, ein weiteres Beispiel dafür, daß gute Technik nicht zwangsläufig wirtschaftlichen Erfolg mit sich bringt. Andere Rechner bzw. Betriebssysteme wie Next oder BeBox sind allenfalls für Computerfreaks interessant, zudem in Deutschland kaum zu bekommen. Wer als relativ Unerfahrener rasch Fortschritte am Computer machen möchte, sollte auf eines der etablierten Systeme zurückgreifen.

13.4 Peripheriegeräte

13.4.1 Druck machen – aber womit?

Der tollste Computer nützt nichts, wenn die erstellten Texte und Graphiken nicht in ansprechender Form ausgegeben werden können. Die besten Ergebnisse erzielt man in der Regel mit dem – wen wundert's – teuersten Drucker. Man unterscheidet die folgenden Typen:

Typenraddrucker
Diese Drucker dürfen heute als fast ausgestorben gelten. Sie gleichen einer Typenradschreibmaschine, was bedeutet, daß Texte zwar in ausgezeichneter Qualität dargestellt werden können, Graphiken jedoch aus einzelnen, recht groben Punkten zusammengesetzt werden. Ein weiterer Nachteil ist die Geschwindigkeit; diese Drucker sind ca. zehnmal langsamer als Nadeldrucker. Interessant ist diese Technik dann, wenn man eine bereits vorhandene Typenradschreibmaschine mit einem entsprechenden Zusatzgerät an den Computer anschließen kann.

Nadeldrucker
Buchstaben und Graphiken werden aus einer Punktmatrix (deswegen auch Matrixdrucker) zusammengesetzt, indem meist 9 oder 24 kleine Stifte auf ein Farbband schlagen. Die Druckgeschwindigkeit und -qualität vor allem der 24-Nadeldrucker ist recht gut, wenngleich sie nicht an die von Tintenstrahl- oder Laserdruckern heranreicht. Aufgrund der preislichen Entwicklung v. a. bei Tintenstrahldruckern gibt es kein Argument mehr für den Einsatz eines Nadeldruckers.

Tintenstrahldrucker
In diesen Druckern arbeitet eine kleine Tintendüse, die winzige Tröpfchen aufs Papier bringt, aus denen sich dann Text und Graphik aufbauen. Das Preis-Leistungs-Verhältnis dieser Drucker

übertrifft mittlerweile das von Nadeldruckern. Außer größerer Druckgeschwindigkeit und einer Qualität, die an die von Laserdrukkern heranreicht, bieten sie die Möglichkeit, den Betrieb auch nach Mitternacht aufrechtzuerhalten; das Arbeitsgeräusch ist im Vergleich zu Matrixdruckern minimal. Die Firma Hewlett-Packard hatte sich auf dem Markt durch ausgezeichnete Produkte und guten Service fast ein Monopol geschaffen, erhält jetzt aber Konkurrenz durch Canon, Epson und NEC. Mittlerweile sind auch Farbtintenstrahldrucker erschwinglich geworden. Sie sind hervorragend geeignet, um die Dissertation mit farbigen Graphiken aufzupeppen. Unter Umständen ist weniger aber mehr und die Ausgabe von Abbildungen mit Graustufen vorzuziehen.

Laserdrucker
Diese Druckerfamilie stellt, von Spezialmaschinen mit Preisen bis mehreren 100 000.- DM mal abgesehen, das heute erreichbare Optimum für eine saubere und schnelle Ausgabe dar. Die Preise für diese Geräte liegen derzeit zwischen etwa DM 1000.- und über 10 000.-. Das Druckwerk dieser Drucker entspricht dem von Photokopierern; ein Toner wird über eine durch einen Laserstrahl elektromagnetisch aufgeladene Walze zu Papier gebracht. Im Gegensatz zu Matrix- und Tintenstrahldruckern wird beim Laserdrucker immer eine ganze Seite komplett eingelesen und gedruckt. Wichtig ist noch die Unterscheidung zwischen PostScript und Nicht-PostScript-Druckern: PostScript ist eine weitverbreitete Seitenbeschreibungssprache, die alle Elemente einer Seite mittels mathematischer Formeln definiert. Ein PostScript-Drucker versteht diese Formeln und erreicht so wesentlich bessere Druckergebnisse v. a. beim Druck sehr großer Schriftgrößen oder von bestimmten, aufwendigen Graphiken. Zur Ausgabe einer Doktorarbeit ist ein Nicht-PostScript-Drucker jedoch bei weitem ausreichend. Die Frage nach Sinn und Unsinn eines Farb-Laserdruckers stellt sich bei den derzeitigen Preisen von DM 10 000.- aufwärts nicht.

13.4.2 Brauche ich zusätzliche Peripheriegeräte?

Als Peripheriegeräte bezeichnet man alle Geräte, die nicht unbedingt für den Einsatz des PCs vonnöten sind, also Drucker, Diskettenlaufwerke etc. Ein System, das mit einem Drucker ausgestattet ist, wird in den meisten Fällen für die Erstellung einer Dissertation ausreichend sein. Wer irgendwelche weitergehenden

Möglichkeiten in Anspruch nehmen muß, sollte sich bei Händlern erkundigen, ob er die Geräte für einige Tage – möglichst umsonst – ausleihen kann. Die interessantesten Peripheriegeräte stellen wir kurz vor:

Modem/Faxmodem

Ein Modem ist ein Zusatzgerät, das die Datenübertragung vom Computer über die Telefonleitung mit einem anderen Computer ermöglicht. Die Daten werden dazu in Töne umgewandelt. Ein Modem wird beispielsweise benötigt, um eine Verbindung zu CompuServe (siehe S. 45) herzustellen.

Modems unterscheiden sich hinsichtlich der in Baud angegeben Datenübertragungsrate; heute sind Modems mit 14 400 oder 28 800 Baud üblicher Standard. Eine höhere Baudzahl bedeutet kürzere Übertragungszeiten und somit geringere Telefonkosten.

In Deutschland ist nur der Betrieb von postzugelassenen Modems erlaubt. Diese Modems sind um einiges teurer als die sog. "für den Export bestimmten" Geräte, die allerdings hierzulande ebenfalls problemlos funktionieren. Beide Arten sind als Einsteckkarten oder externe Ausführungen erhältlich.

Ein Faxmodem bietet darüber hinaus die Möglichkeit, Telefaxnachrichten zu empfangen und zu versenden.

Scanner

Scanner sind gewissermaßen das Gegenstück zum Drucker: Sie bringen Gedrucktes oder Handgemaltes in den Computer. Falls man z. B. eine Operationstechnik erläutern möchte, kann man den entsprechenden Situs aus einem Anatomieatlas einscannen und am Computer mit einem geeigneten Programm bearbeiten. Scanner gibt es als Tischgeräte oder als sog. "hand-held scanner", die über die Vorlage geführt werden. Eingescannte Texte können durch spezielle Texterkennungssoftware (OCR – Optical Character Recognition) in ein bearbeitbares Format verwandelt werden.

Wechselplatten

Diese herausnehmbaren Festplatten erlauben den komfortablen Transport großer Datenmengen zwischen verschiedenen Computern. Sie ähneln somit den Disketten, haben aber je nach Typ Kapazitäten zwischen 40 MB und 1,3 GB und sind von der Geschwindigkeit des Datentransfers her eher mit Festplatten vergleichbar.

Streamer
Diese Bandlaufwerke zeichnen Daten auf Cassetten auf und werden zur Datensicherung eingesetzt; für Heimanwender sicherlich keine primär notwendige Anschaffung.

CD-ROM
Diese Geräte finden im medizinischen Bereich vor allem zur Literatursuche Anwendung (siehe S. 46).

Plotter
Plotter sind spezielle Zeicheneinheiten zum Anfertigen großformatiger Zeichnungen oder als Schneideplotter zum Zuschneiden von Folien. Sie sind für den Mediziner höchstens interessant, wenn großflächige Kongreßposter gestaltet werden sollen.

Diabelichter
Diese in der Regel über DM 10 000.- teuren Geräte erzeugen sehr schöne Farbdias oder Overhead-Folien. Ihr Einsatz im Rahmen einer Dissertation beschränkt sich also auf eine eventuelle Kongreßpräsentation. Falls in der Klinik oder beim Händler kein Belichter zur Verfügung steht, kann man die Dias für ein paar Mark bei einem professionellen Belichtungsbüro anfertigen lassen.

13.5 Software

Der Computermarkt ist inzwischen riesig groß und somit auch das Angebot an Programmen. Hier kann deshalb nur ein kleiner Ausschnitt angesprochen werden. Das beste Programm ist nicht das umfangreichste, sondern jenes, mit dem man sich *am besten* auskennt. Es ist empfehlenswert, die gleichen Programme wie im Institut/Labor zu benützen, da so der Datenaustausch problemlos möglich ist. Beim Erlernen eines Programms ist ein Experte im Freundeskreis sehr hilfreich, ein Gesichtspunkt, den man bei der Programmwahl beachten sollte.

Wie komme ich zu den benötigten Programmen?
Die preiswerteste legale Möglichkeit ist die Verwendung von Public Domain oder Shareware. Erstere sind frei erhältliche, meist von Privatleuten erstellte Programme. Shareware-Autoren bitten bei

Benutzung ihrer Software um einen kleineren Geldbetrag. Man bekommt die Programme über Computerzeitschriften, Benutzergruppen, das Internet, CompuServe etc. Die Leistungsmerkmale dieser Programme sind in den meisten Fällen zu begrenzt.

Professionelle Programme sind im Fach-, Buch- oder Versandhandel erhältlich. Die Kosten hierfür sind meist *recht hoch,* es gibt jedoch oftmals die Möglichkeit, wesentlich billigere Studenten- oder Universitätsversionen zu erwerben. Man benötigt dazu einen Immatrikulationsnachweis oder eine Bescheinigung der Universität. Manchmal wissen die Händler nicht genau über diese Sonderkonditionen Bescheid. Es lohnt sich deshalb, an mehreren Stellen oder direkt bei der Herstellerfirma nachzufragen.

Die weit verbreitete Methode, diverse Programme zu kopieren, hat mehrere *Nachteile:* Erstens ist sie illegal und kann straf- bzw. zivilrechtlich verfolgt werden. Zweitens fehlen einem die entsprechenden Handbücher und die Möglichkeit, bei der Hotline des Anbieters nachzufragen. Drittens kann eine nicht registrierte Version nicht so einfach aktualisiert (Update) werden. Außerdem riskiert man, sich Computerviren einzufangen. Diese können die Daten und Programme zu einem unbekannten Zeitpunkt zerstören. Da dies auch sonst nie auszuschließen ist, sollte man die Programme und Daten durch spezielle Anti-Viren-Software schützen.

13.5.1 Welches Programm für welchen Zweck?

Datenbanken

Diese Programme dienen der Erfassung und Verwaltung von Daten, sie ersetzen gewissermaßen die Kartei oder den Aktenordner. Meist hat man einen Erhebungsbogen oder diverse Notizzettel mit den Rohdaten, die dann eingegeben werden. Die Datenbank ermöglicht ein übersichtliches Zuordnen oder Wiederauffinden von entsprechenden Daten. Hierzu wird eine "Maske" erstellt: Es wird beispielsweise für jeden Befund ein Feld zugeteilt und mit den Werten jedes einzelnen Patienten gefüllt. Die Felder müssen dazu *vor* der Dateneingabe definiert werden. Am besten orientiert man sich an den aus dem Studiendesign hervorgehenden Beobachtungsgrößen. Ebenso wird man die Kennzeichnung der Patienten (Name, Alter, Gewicht, klinisch-chemische Parameter etc.) eingeben. Somit ist auch zu einem späteren Zeitpunkt eine eindeutige Zuordnung möglich. Die Datenbank bietet sehr gute Möglichkeiten, Daten nach ausgewählten Gesichtspunkten zu sortieren oder selektieren. Die

Rechenfunktionen sind eher eingeschränkt, deshalb müssen die Daten unter Umständen in ein Tabellenkalkulations- oder Statistikprogramm übernommen und dort weiter verarbeitet werden.

Kleinere Datenbanken lassen sich schnell mit MS Access unter Windows bzw. FileMaker Pro auf dem Macintosh erstellen. Weitere gängige Datenbankprogramme sind dBase, Informix (4th GL , MS FoxPro, Oracle, Paradox und 4th Dimension. Diese Programme erfordern jedoch alle einen erheblichen Lernaufwand.

Tabellenkalkulationsprogramme

Diese Rechenkünstler unter den Programmen verhalten sich zu Taschenrechnern wie diese zu Rechenschiebern. Sie bieten eine *Vielzahl* mathematischer, statistischer und finanzmathematischer Funktionen und erlauben somit die Durchführung praktisch aller Berechnungen. Zusätzliche Vorteile liegen in der Wiederholbarkeit gleicher Berechnungen, schnelle Modifizierbarkeit von Formeln und Kontrolle über Ein- und Ausgangswerte. Es bestehen große Unterschiede im Leistungsumfang der einzelnen Programme, z. B. was die graphischen Darstellungsmöglichkeiten angeht. Je nach Bedarf sollte man die geeignete Software sorgfältig auswählen. Manche Programme bieten außerdem eine Datenbankfunktion an; je nach Art und Menge der erhobenen Daten erübrigt sich somit ein Datenbankprogramm. Die wichtigsten Programme sind Lotus 1-2-3, MS Excel und Quattro Pro.

Literatursuche und -verwaltung

Die Literaturrecherche per Computer wird eingehend im Kapitel 8 beschrieben. Die Literaturverwaltung mit dem Computer bietet sich vor allem bei einer großen Anzahl von Literaturstellen an als Ersatz für die sonst übliche Verwaltung mit Karteikarten. Sie ist ein Paradebeispiel für eine Datenbank. Diese Datenbank kann man selbst in einem entsprechenden Programm (siehe oben) erstellen oder kommerzielle Literaturverwaltungsprogramme verwenden. Zu nennen wären hier in erster Linie die seit Jahren bewährten Programme Reference Manager, ProCite und EndNote. Alle diese Programme können Literaturstellen aus MEDLINE direkt importieren und entsprechend den gewünschten Vorgaben automatisch formatieren. Sie übernehmen außerdem die Verwaltung der Zitatstellen im Text; ein Zitat kann also jederzeit später eingefügt werden und das Programm ändert dann automatisch alle Verweise.

Statistikprogramme

Regressions- und Korrelationsanalysen sowie statistische Tests gehen über das Leistungsvermögen der Tabellenkalkulationsprogramme hinaus. Hierfür werden *spezielle* Programme benötigt. Sie unterscheiden sich beträchtlich hinsichtlich Benutzerkomfort und Leistungsfähigkeit. Die von Großrechnern auf PCs portierten Programmpakete SAS und SPSS bieten mit Abstand die meisten Funktionen, erfordern jedoch eine lange Einarbeitungszeit und sind sehr teuer. Da die meisten Doktoranden nur einmal im Leben mit Statistikrechnungen zu tun haben werden, wird man also besser versuchen, die Berechnungen durchführen zu lassen. Für den wissenschaftlich Ambitionierten ist es jedoch sinnvoll, ein Statistikprogramm zu erlernen. Für DOS-Rechner gibt es außer den oben genannten Programmen noch StatGraphics, für den Macintosh kommt noch Statview in Frage.

Textverarbeitung

Die Manuskripterstellung mit dem Computer betrifft sicher fast alle Doktoranden. Während man statistische Berechnungen u. ä. auch auf Fremdrechnern durchführen kann, ist die zeitaufwendige Manuskripterstellung eine Aufgabe für *zuhause*. Deswegen ist der Erwerb eines Textverarbeitungsprogrammes dringend anzuraten. Diese Programme wird man häufig auch für andere Zwecke, wie Bewerbungsschreiben, verwenden können. Die zum Erlernen benötigte Zeit ist hier besonders gut investiert – also nochmals: früh damit beginnen. Die heute gängigen Versionen der verschiedenen Programme bieten alle eine Vielzahl von Funktionen, von denen man sicher nur einen Bruchteil benötigt. Das Angebot an Textverarbeitungssoftware ist beinahe unüberschaubar, zwei Programme verdienen jedoch besondere Beachtung: Am weitesten verbreitet ist bei uns Microsoft Word/Winword. Leider hält sich dieses Programm nicht an gängige Befehle, wie sie in den meisten anderen Programmen verwendet werden, und ist deshalb etwas umständlich zu erlernen. In dieser Hinsicht überlegen ist der Hauptkonkurrent WordPerfect; vom Leistungsumfang ist es dabei nicht unterlegen. Beide Programme erlauben eine Kontrolle über das Seiten-Layout, die für eine medizinische Dissertation mehr als ausreichend ist. Die Einbindung und Erstellung von Tabellen und Graphiken ist problemlos möglich. Dieses Buch wurde komplett mit WordPerfect erstellt. Nur die mathematischen Formeln wurden mit einem anderen Programm erzeugt.

Beide Programme liegen für MS DOS, MS Windows, und den Macintosh vor. Eine Konvertierung von einem ins andere Programm ist möglich. Außer diesen Programmen gibt es noch viele andere wie Lotus Word Pro, Wordstar, Star Writer etc. für IBM-kompatible und MacWrite Pro, Nisus etc. für den Macintosh.

Wer besondere Ansprüche an das Aussehen von Tabellen hat, mußte früher auf Spezial-Programme zurückgreifen. Die aktuellen Versionen der Textverarbeitungsprogramme bieten jetzt ausreichende Möglichkeiten.

Graphikprogramme

Graphikprogramme bieten je nach Typ Werkzeuge zum Freihandzeichnen, zum Anfertigen geometrischer Objekte, zum Bearbeiten von eingescannten Photos oder zum Erstellen wissenschaftlicher Graphiken wie Balken- oder Kreisdiagramme.

Viele Programme kombinieren unterschiedliche Anwendungsgebiete und setzen dabei die verschiedensten Akzente. Diese Kombinationen sind nicht immer glücklich gewählt, außerdem ist der bei diesen Programmen ausgeprägte Hang zum Gigantismus dem Lernerfolg nicht gerade förderlich. Daneben sind diese Programme ausgeprägte Speicherfresser, manchmal ist selbst ein Arbeitsspeicher von 8 MB nicht ausreichend.

Auf ein farbfähiges Programm wird man in den meisten Fällen verzichten können, da eine Vervielfältigung von Farbgraphiken (noch) zu teuer ist. Wenn man jedoch schon über einen Farbbildschirm verfügt, sollte man den Kauf eines Farbprogramms doch ins Auge fassen. Wichtigstes Auswahlkriterium ist die Unterstützung von Maus, Trackball oder ähnlichem. Das Zeichnen wird dadurch wesentlich erleichtert.

Die für Windows gängigsten Programme sind Harvard Graphics, Canvas, PaintBrush, Chart, und Corel Draw.

Auf dem Mac eignen sich für Freihandzeichnungen Fractal Design Painter, für objekt-orientiertes Zeichnen Canvas und ClarisDraw, und zum Erstellen oder Nachbessern von wissenschaftlichen Graphiken CricketGraph, DeltaGraph Pro und KaleidaGraph. Empfehlenswert für die Bearbeitung eingescannter Bilder sind das sehr teure Photoshop oder das Freeware-Programm Image (nur für Macintosh), das z. B. über CompuServe heruntergeladen werden kann.

Vorsicht ist bei speziellen PostScript-Graphikprogrammen wie Freehand oder Illustrator geboten; diese Programme erfordern einen PostScript-Drucker für die korrekte Ausgabe.

Page-Layout-Programme
Page-Layout-Programme sind eigentlich mehr bei Setzern oder Vielschreibern zuhause. Sie geben dem Benutzer auf sehr einfache Art und Weise die komplette Kontrolle darüber, wie das gedruckte Werk aussehen wird. Bis vor kurzem waren die eigentlichen Textverarbeitungsfähigkeiten dieser recht teuren Programme noch sehr eingeschränkt, so daß zusätzlich ein Textverarbeitungsprogramm eingesetzt werden mußte. Die neuesten Versionen bieten gute Möglichkeiten der Texterfassung. Allerdings sind auch die Seitengestaltungsoptionen der klassischen Textverarbeitungsprogramme ständigen Verbesserungen unterworfen, so daß in aller Regel sehr gut auf ein Page-Layout-Programm verzichtet werden kann. Wer trotzdem nicht darauf verzichten will, kann beispielsweise auf Pagemaker oder Quark XPress zurückgreifen. Alle Programme liegen für beide Betriebssysteme vor.

Integrierte Pakete
Bekannte Vertreter dieser Gattung sind Claris Works und WordPerfect Works. Sie beinhalten neben einer Textverarbeitung eine Tabellenkalkulation und einfache Datenbank, zudem ein Modul für die graphische Darstellung von Daten. Die einzelnen Programmteile sind dabei weniger ausgefeilt als die spezialisierten Anwendungen; durch die gute Integration der einzelnen Bestandteile sind die Programme aber gut für die Erstellung einer Dissertation geeignet. Preislich sind die Programme verglichen mit vier oder fünf eigenständigen Programmen *sehr günstig.*

13.6 Allgemeine Tips zum Computer

Zum Schluß dieses Kapitels noch einige Tips zum Umgang mit dem Computer:

Eine wichtiger Punkt ist die *Datenkompatibilität.* Es geht hierbei jetzt nicht in erster Linie um die Kompatibilität zwischen unterschiedlichen Computersystemen, sondern vielmehr zwischen den einzelnen Programmen. Wer also Ergebnisse in eine Datenbank eingibt, sie in einem Tabellenkalkulationsprogramm bearbeitet und anschließend in einem Graphikprogramm bildlich darstellen möchte, sollte unbedingt vorher klären und eventuell ausprobieren, ob eine Transformation von einem Programm in das andere gewährleistet ist. Nur so läßt sich beispielsweise ein mehrmaliges Eingeben der gleichen Zahlenwerte vermeiden. Bei der Arbeit mit einem Apple Macintosh ist dies meist einfacher als bei den IBM-kompatiblen, jedoch auch dort durchaus möglich. Am einfachsten ist der Datentransfer zwischen aufeinander abgestimmten Programmen derselben Firma, wie beispielsweise die Microsoft-Produkte Word und Excel.

13.6.1 Wie erlerne ich ein Programm?

Hierfür gibt es unterschiedliche Ansätze. Bei vielen Programmen ist ein *Lernteil* enthalten, der am Anfang durchgearbeitet werden kann. Eine eingebaute *Hilfefunktion* erlaubt schnelles Nachschlagen. Die mit dem Programm gelieferten *Handbücher* enthalten nützliche Informationen, die aber oftmals nicht ausführlich genug sind. Für diesen Zweck gibt es *Sekundärliteratur,* d. h. Bücher zu den entsprechenden Programmen, die nicht von der Herstellerfirma sondern von Buchverlagen herausgegeben werden. Ein Nachteil dieser Bücher ist der meist recht stolze Preis bei zum Teil beträchtlichen Qualitätsunterschieden.

13.6.2 Wer Ordnung hält, ist nur zu faul zum Suchen – oder?

Diese Aussage paßt hervorragend auf die Arbeit mit dem Computer. Um sich lästige und zeitraubende, im schlimmsten Fall sogar erfolglose Suchaktionen zu ersparen, ist es zwingend notwendig, Ordnung zu halten. Die einzelnen Dateien sollten hierzu eindeutige Bezeichnungen tragen. Bei verschiedenen, überarbeiteten Versionen derselben Datei können diese entweder mit Datumsangabe versehen oder fortlaufend numeriert werden. Wenn mit einer großen Anzahl von Dateien hantiert wird, ist es sehr hilfreich, Unterdateiverzeichnisse (subdirectories) bzw. Ordner anzulegen, in denen dann die zugehörigen Dateien, z. B. alle Abbildungen, abgespeichert werden. Alle Daten müssen regelmäßig auf ein externes Medium, also eine Diskette oder Wechselplatte abgespeichert werden. Nur diese Maßnahme schützt vor Datenverlust, falls der Rechner "abstürzt" und dabei Dateien beschädigt werden. Erleichtert wird diese Arbeit durch spezielle Backup-Programme. Zusätzlich sollten diese Backups in größeren Abständen ausgelagert werden, etwa bei

Freunden. Im Falle eines Diebstahls oder ähnlichem ist dann nicht die Arbeit von Monaten, sondern höchstens von Tagen verloren!

13.7 Auswahlkriterien für Software

Der Softwaremarkt ist, wie der Computermarkt selbst, ständig im Fluß. Somit sind längerfristige Aussagen schwer zu treffen. Wir wollen deshalb noch einige allgemeingültige Gesichtspunkte anmerken.

Alle Programme
- Welche Hardware ist erforderlich?
- Benötigte Bildschirm- und Druckertreiber dabei?
- Bedienungskomfort? Benutzeroberfläche?
- Hilfefunktion?
- WYSIWYG (What you see is what you get), d. h. Bildschirmanzeige entspricht dem Ausdruck?
- Wie gut ist die Hotline, der telefonische Kundenservice?
- Wie gut ist das Handbuch?
- Gibt es Studenten- oder Universitätspreise?
- Gibt es eine Demo-Version?

Textverarbeitungsprogramme
- Automatische Silbentrennung?
- Rechtschreibprüfung?
- Zusätzliche Sprachmodule, z. B. Englisch oder medizinische Fachausdrücke?
- Textbausteine?
- Makrobefehle (einfaches Ersetzen komplizierter Befehlsfolgen)?
- Einbinden von Graphiken und Tabellen?
- Erstellen von Graphiken und Tabellen?
- Gliederungsfunktion?
- Automatisches Inhaltsverzeichnis?
- Automatische Indexgenerierung?
- Serienbrieffunktion?
- Gleichzeitiges Öffnen mehrerer Dokumente?
- Layoutfunktionen?

Tabellenkalkulationsprogramme
- Größe des Rechenblatts?
- Mathematische Funktionen?
- Statistische Funktionen?
- Finanzmathematische Funktionen?
- Datenbankfunktionen?
- Graphikfähigkeiten?
- Unterstützung bei der Fehlersuche?
- Gleichzeitiges Öffnen mehrerer Dokumente?
- Möglichkeiten des Datenim- und -exports?
- Qualität des Ausdrucks?
- Unterstützung eines mathematischen Co-Prozessors?

Datenbankprogramme
- Speicherkapazität?
- Maximale Anzahl/Größe der Felder und Datensätze?
- Bearbeitung mehrerer Dateien gleichzeitig?
- Geschwindigkeit?
- Leistungsfähigkeit (z. B. Such-/Sortierfunktion)?
- Verknüpfung zwischen verschiedenen Dateien?
- Möglichkeit des Datenim- und -exports?

Graphikprogramme
- Freihandzeichnen? Objektorientiert? Retouchierprogramm?
- Farbfähigkeit?
- Qualität des Ausdrucks?
- Textfähigkeiten?
- Möglichkeiten des Datenim- und -exports?
- Maus- oder Trackball-Unterstützung?
- Speicherbedarf?

Statistikprogramme
- Beinhaltet das Programm die benötigten Tests?
- Möglichkeiten des Datenim- und -exports?
- Qualität des Ausdrucks?
- Unterstützung eines mathematischen Co-Prozessors?

14 Formalitäten und Promotionsverfahren

Über die verschiedenen zu beachtenden Formalitäten informieren die *Merkblätter zur Promotion* der jeweiligen Universität. Da diese zum Teil sehr unterschiedlich und in Überarbeitung sind, können wir hier keine detaillierten Angaben machen. Deshalb noch einmal der Tip: Frühzeitig ein aktuelles Merkblatt und sämtliche Formblätter besorgen. Zur groben Orientierung die dort abgehandelten Punkte, die unbedingt zu beachten sind.

- Der Antrag auf Eröffnung des Promotionsverfahren mit allen Unterlagen ist z. T. bis zu drei Monate vor Abgabe der Arbeit einzureichen. Die Eröffnung der Promotionsverfahrens ist nur an manchen Unis vor dem Dritten Staatsexamen möglich.
- Voraussetzung der Immatrikulation für das Promotionsverfahren, ggf. Ausnahmegenehmigung.
- Die erforderliche Anzahl der gebundenen/gedruckten Exemplare variiert enorm. Sie ist auch davon abhängig, ob eine Veröffentlichung sämtlicher Aspekte in einer Zeitschrift erfolgt, ein gewerblicher Verleger die Verbreitung über den Buchhandel übernimmt oder Mikrofiches (siehe S. 99) eingereicht werden. Bei der Eröffnung des Verfahrens müssen meist nur wenige Exemplare abgeliefert werden. Nach Annahme der Arbeit sind die restlichen innerhalb einer gewissen Frist nachzureichen.
- Es muß grundsätzlich eine Zusammenfassung (Kurzfassung, Abstract) im Original und einer je nach Uni sehr unterschiedlichen Anzahl von Kopien mit abgegeben werden. Der Umfang (ca. 1,5 Seiten) und das Aussehen sind ebenfalls vorgeschrieben. In den neuen Bundesländern spricht man statt von Zusammenfassung eventuell noch von "Thesen", die etwas umfangreicher (ca. 5 Seiten) sind.
- Eidesstattliche Erklärung über eigenständiges Verfassen der Arbeit, daß sie noch von keiner anderen Fakultät abgelehnt wurde und über vollständige Literaturangaben verfügt.

- Fast immer wird ein aktuelles polizeiliches Führungszeugnis gefordert; z. T. entfällt dies wenn erst kurzfristig zuvor (ca. 3 Monate) das Dritte Staatsexamen abgelegt wurde.
- Die Gebühren für die Promotion (Jahrbuch etc.) bewegen sich zwischen 0.- und 300.- DM.
- Ein Lebenslauf ist entweder der eigentlichen Arbeit oder extra beizufügen, handschriftlich oder maschinengeschrieben.
- Manchmal wird ein Paßbild benötigt.
- Layout- und Formatvorschriften (Rand, Zeilenabstand, Zitatform etc.)
- Ein- oder beidseitiger Druck gefordert?
- Korrekturen mit Tipp-Ex oder durch Überkleben erlaubt?
- In Ausnahmefällen kann die Arbeit in englischer Sprache abgefaßt werden, hierfür ist jedoch ein gesonderter Antrag zu stellen. Die Zusammenfassung muß in jedem Fall in Deutsch gehalten sein.

Mit Abgabe der Arbeit und aller Unterlagen wird das Promotionsverfahren formal eröffnet. Die Arbeit wird dem Promotionsausschuß zugeführt, der in mehrmonatigen Abschnitten zusammentritt. Die Arbeit wird in einer dieser Sitzungen einem Koreferenten/Gutachter zugeteilt. Es kann sich durchaus lohnen, wenn der Doktorvater versucht, auf die Wahl des Koreferenten Einfluß zu nehmen. Der Koreferent ist gehalten, die Begutachtung in einem angemessenen Zeitraum vorzunehmen. Leider führt diese unscharfe Definition nicht selten zu mehrmonatigen Verzögerungen. Aus eigener Erfahrung können wir nur empfehlen, nach einer gewissen Zeitspanne *höflich* nachzufragen. Sollten mehrmalige Anfragen keinen Erfolg zeigen, darf man sich nicht scheuen, beim Studiendekan vorzusprechen.

Formale oder inhaltliche Korrekturen, die bei der ersten Begutachtung gefordert werden, müssen in einer bestimmten Frist erledigt werden. Meist besteht diese Korrekturmöglichkeit nur einmal; bei nochmaligen Beanstandungen wird die Arbeit in der Regel endgültig abgelehnt.

Manche Universitäten führen grundsätzlich eine mündlich Doktorprüfung, z. T. auch Disputation oder Rigorosum genannt, durch. An anderen Unis wird dies nur bei einem Abstand von zwei bzw. drei Jahren zwischen dem Dritten Staatsexamen und Eröffnung des Promotionsverfahrens verlangt. Unterschiedlich ist auch, ob diese Prüfung nur bestanden werden muß, oder ihre Note mit in die Bewertung eingeht. Eine Wiederholungsprüfung ist möglich, bei nochmaligem Nichtbestehen wird die Arbeit komplett abgelehnt.

Nach Abschluß des Promotionsverfahrens (und bestandenem Rigorosum) erfolgt die Aushändigung oder Zustellung der Doktorurkunde. Damit gilt die Promotion als vollzogen, und ab diesem Tag hat man das Recht zur Führung des Doktorgrades. Wer Wert darauf legt, daß der Doktortitel in der Approbationsurkunde erscheint, muß bei Beantragung der Approbation, in der Regel also nach abgeschlossenem AiP, die Promotionsurkunde vorlegen. Eine erneute Ausstellung der Approbationsurkunde ist nicht möglich.
Die Entziehung des Doktorgrades kann erfolgen, wenn

- sich nachträglich herausstellt, daß er durch Täuschung erworben ist,
- sich nachträglich herausstellt, "daß der Inhaber unwürdig zur Führung des Doktorgrades war, im Sinne des Gesetzes über die Führung akademischer Grade…".

STOP Also aufgepaßt – Würde bewahren!

15 Die Doktorarbeit ist fertig – was nun?

Nachdem der Doktorand viel Energie und Zeit investiert hat und nun endlich fertig geworden ist, hat er meistens "die Nase voll". Nach einer schöpferischen Pause ist es trotzdem empfehlenswert, über eine *weitere Verwertung* des gesammelten Materials nachzudenken. Dies gilt vor allem für Studenten, die eine wissenschaftliche Karriere, z. B. an einer Universitätsklinik anstreben. Da die Aktualität der Ergebnisse und das Interesse des Doktorvaters in dieser Phase noch am größten sind, empfiehlt es sich, nicht zuviel Zeit verstreichen zu lassen und eine *Veröffentlichung* in einer angesehenen Fachzeitschrift vorzubereiten.

Um mögliche Konflikte zu entschärfen, sollte geklärt werden, wer an welcher Stelle und unter welchen Umständen Ergebnisse einer Doktorarbeit *publizieren* bzw. vortragen darf. Wer schreibt bzw. vorträgt, steht in der Regel an erster Stelle. Doktoranden sollten durchaus genügend Selbstbewußtsein haben, als Erstautor aufzutreten. Hier ist aber eine enge Absprache mit dem Betreuer wichtig, da dieser z. B. bei anstehender Habilitation oft auf eine Erstautorenschaft angewiesen ist. An zweiter Stelle der Autorenliste folgt dann entsprechend der Betreuer oder der Doktorand. Dahinter steht ein "weiches Mittelfeld," meist auch einige Trittbrettfahrer. Das sind Personen, die keinen allzugroßen direkten Anteil an der Arbeit gehabt haben, denen gegenüber aber dennoch gewisse Verpflichtungen von seiten der Hauptautoren wie z. B. Zugehörigkeit zur Arbeitsgruppe, gute Tips oder ähnliches bestehen. Am Ende steht dann der "senior author", in der Regel der Klinik- oder Abteilungsleiter bzw. Institutsdirektor.

Neben verschiedenen Formen der Veröffentlichungen besteht die Möglichkeit, die Arbeit für einen Preis einzureichen. Dazu kurz einige Punkte:

Artikel in Zeitschrift, Buchbeitrag. Eine Publikation stellt die eigenen Befunde und Folgerungen einem breiten interessierten

Publikum vor. Im Gegensatz zu Doktorarbeiten sind Zeitschriftenartikel durch Literaturrecherchen leicht aufzufinden. Voraussetzung hierfür ist allerdings, daß die ausgewählte Zeitschrift gelistet ist, am besten im Index Medicus. Angenehmer Nebeneffekt ist dabei, daß einige Zeitschriften für die Beiträge ein Autorenhonorar bezahlen; dies gilt natürlich auch für Buchbeiträge.

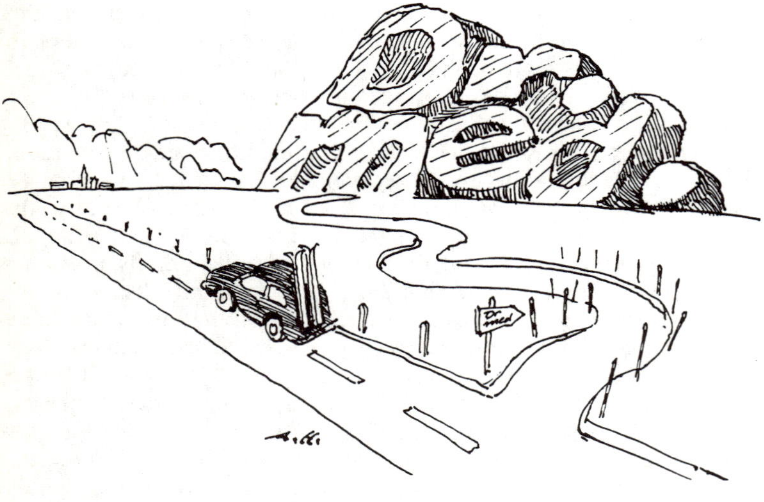

Kongreßvortrag und -poster. Die Anmeldung von Vorträgen und Postern muß bis zu einer *gewissen Frist* (deadline) und auf einem Vordruck bei dem Kongreßveranstalter erfolgen. Dieser entscheidet dann über die Annahme. Praktisch alle etablierten Kongresse bringen die Abstracts in einem Sonderband heraus, so daß dann die eigene Arbeit zitierfähig ist. In dieser Hinsicht besteht kein

Unterschied zwischen Postern und Vorträgen. Der Kongreßteilnehmer wird allerdings dem Vortrag mehr Aufmerksamkeit schenken als dem Poster. Poster sind schriftliche Kurzfassungen einer Arbeit, die auf einer vorgegebenen Fläche von ein bis zwei Quadratmetern dargestellt werden. Die besten Poster werden auf vielen Kongressen mit kleineren Geldpreisen prämiert.

Preise. Die fertige Doktorarbeit kann bei vielen Gesellschaften u. ä. für eine Prämierung eingereicht werden. Diese zum Teil auch finanziell sehr attraktiven Preise werden nur für besonders gelungene Arbeiten vergeben. Zugelassen werden meist nur mit mindesten ds "magna cum laude" bewertete Promotionsschriften. Aus eigener Erfahrung: Ein Versuch lohnt sich immer. Einzureichen sind meistens mehrere Exemplare, was schon bei der Vervielfältigung bedacht werden sollte. Eine Prämierung ist bei Bewerbungen selbstverständlich von Vorteil und sollte unbedingt ins Curriculum aufgenommen werden.

Über genauere Einzelheiten und Adressen informiert das "Medikon Jahrbuch – Preise, Wettbewerbe, Stipendien in der Medizin". In medizinischen Fachzeitschriften sind häufig Ausschreibungen zu finden. Oft wird auch der Doktorvater einen Vorschlag hierzu haben.

Anhang A: Synonyme

Als kleine Unterstützung zur Abfassung des Manuskripts haben wir einige häufig gebrauchte Begriffe mit ihren Synonymen aufgelistet.

→ siehe dort

angeben	aussagen, berichten, mitteilen, erwähnen, nennen, anzeigen
annehmen	erwarten, mutmaßen, spekulieren, vermuten
aufweisen	demonstrieren, offenbaren, präsentieren, → zeigen
Befund	Diagnose, → Ergebnis, Feststellung
beobachten	achten auf, bedenken, beleuchten, berücksichtigen, kontrollieren, studieren, überwachen, verfolgen
Beobachtung	Betrachtung, Observation, Untersuchung
berechnen	ausrechnen, bemessen, ermitteln, errechnen, kalkulieren
Bereich	Areal, Ausdehnung, Disziplin, Fachrichtung, Gebiet, Rahmen, Sektor, Sparte, Umfang
Bestimmung	Untersuchung, Methode
bestimmen	auswählen, definieren, eruieren, festlegen, untersuchen
betonen	akzentuieren, feststellen, herausheben, hervorheben, pointieren, unterstreichen
Betrag	Menge, Summe, Zahl
beurteilen	abschätzen, begutachten, beleuchten, bewerten, diagnostizieren, einschätzen, urteilen

Beweis	Begründung, Beleg, Demonstration, Nachweis, Zeugnis
beweisen	aufzeigen, bekräftigen, belegen, Beweis erbringen, demonstrieren, dokumentieren, nachweisen, nahelegen, untermauern, unterstreichen, versichern, zeigen
beziehen auf	zusammenhängen mit, Bezug haben auf
darstellen	abbilden, aussagen, erläutern, wiedergeben, zeigen
diskutieren	abhandeln, auseinandersetzen, behandeln, bereden, besprechen, durchsprechen, erörtern
Einfluß	Auswirkung, Effekt, Gewicht, Rolle, Gewicht
Erfolg	Durchbruch, → Ergebnis, Gelingen, Resultat
erfolgen	eintreten, geschehen, passieren, resultieren, sich zutragen, sich ereignen, sich begeben, sich abspielen, vorfallen
erfolglos	ergebnislos, fehlgeschlagen, mißlungen, negativ, umsonst, vergebens, vergeblich, wirkungslos, zwecklos
erfolgreich	aussagekräftig, bedeutend, dienlich, förderlich, fruchtbar, gelungen, positiv
erforderlich	dringend, nötig, notwendig, unbedingt, unentbehrlich, unerlässlich, unumgänglich, vorgeschrieben, vorgezeichnet
Ergebnis	Angabe, Ausgang, Auswirkung, Bilanz, Effekt, Erfolg, Fazit, Folge, Konsequenz, Quintessenz, Resümee, Wirkung
erklären	auslegen, äußern, bedeuten, beleuchten, darlegen, deuten, erläutern, interpretieren, kommentieren, verdeutlichen
erniedrigt	flach, gering, klein, niedrig, reduziert, vermindert
Experiment	Erprobung, Probe, Test, Untersuchung, Versuch
finden	ableiten, entdecken, feststellen, herausbekommen, stoßen auf
gesteigert	ansehnlich, bedeutend, eminent, erhöht, groß, steil, umfangreich
interpretieren	→ erklären

Karzinom	Krebs, Malignom, Tumor
klären	aufdecken, klarlegen, klarstellen, offenlegen, richtigstellen
Kontroll-kollektiv	gesunde Probanden, guter Allgemeinzustand, Placebogruppe
krank	bettlägerig, leidend, schwerkrank
messen	abmessen, ausmessen, → bestimmen
Methode	Analyse, Technik, Verfahren, Vorgehen
Nachweis	Beleg, Bestätigung, Erklärung, Erweis, Protokoll, Zeugnis
nachweisbar	begründet, ersichtlich, stichhaltig, verifizierbar
normal	alltäglich, bekannt, gängig, selbstverständlich, üblich
Normalwert	Referenzwert
Patienten	Kranke, Untersuchte, Verumgruppe
Probanden	Studienteilnehmer, Versuchspersonen
Probe	→ Experiment, Untersuchungsmaterial
Rate	Anteil, Betrag, Menge, Portion, Teil
resultieren	ergeben, folgen, führen zu, münden in
richtig	echt, einwandfrei, entsprechend, fehlerfrei, geeignet, korrekt, stimmig, wirklich, zutreffend
siehe	vergleiche
Studie	Arbeit, Artikel, Doktorarbeit, Dissertation, Promotionsschrift, Publikation, Untersuchung, Veröffentlichung
unterscheiden	abgrenzen, abweichen, auseinanderhalten, charakterisieren, differenzieren, sichten, trennen
Unterschied	Abweichung, Differenz, Diskrepanz, Kontrast, Unstimmigkeit
untersuchen	diagnostizieren, erforschen, erörtern, experimentieren, kontrollieren, prüfen, überprüfen
Untersuchung	Analyse, Arbeit, Bestimmung, Experiment, Kontrolle, Probe, Versuch
Ursache	Anlaß, Antrieb, Beweggrund, Motiv, Veranlassung
Verfahren	Arbeitsweise, Methode, Procedere, Technik, Verlauf

vergleichen	gegenüberstellen, konfrontieren, messen, nebeneinanderstellen, Parallelen ziehen, Vergleiche ziehen
Versuch	Analyse, → Experiment, → Studie
verwenden	anwenden, benützen, einsetzen, gebrauchen, verarbeiten, verwerten
widersprechen	anfechten, bestreiten, dagegenhalten, verneinen
Wirkung	Auswirkung, Effekt, → Erfolg, Konsequenz, Reaktion
zeigen	aufweisen, beobachten, beschreiben, bestätigen, → beweisen, demonstrieren, darlegen, erkennen lassen, festhalten, → nachweisen, offenbaren, präsentieren, vorliegen
zuverlässig	beständig, erprobt, genau, nachgewiesen

Anhang B: Adressen

America Online
Tel.: 0180-55220

Bundesministerium für Bildung
und Wissenschaft
Referat Öffentlichkeitsarbeit
Postfach
53175 Bonn
Tel.: 0228-570

Bundesärztekammer
Herbert-Lewin-Str. 1
50931 Köln
Tel.: 0221-40040

Carl-Duisberg-Gesellschaft
Lützowufer 6-9
10785 Berlin
Tel.: 030-254829

CompuServe
Tel.: 0130-864643

Deutsche
Forschungsgemeinschaft (DFG)
Kennedyallee 40
53175 Bonn
Tel.: 0228-8850

Deutscher Akademischer
Austauschdienst (DAAD)
Kennedyallee 50
53175 Bonn
Tel.: 0228-8820

Deutscher Entwicklungsdienst
(DED)
Kladower Damm 299
14089 Berlin
Tel.: 030-365090

Deutsches Studentenwerk e. V.
Beratungsstelle Sozialhilfe
Weberstraße 55
53113 Bonn
Tel.: 0228-269060

Deutsches Institut für medizinische Dokumentation und
Information (DIMDI)
Weißhausstraße 27
50939 Köln
Tel.: 0221-47241

Gesellschaft für Mikrographie-
Systeme
Eiffestraße 598
20537 Hamburg
Tel.: 040-212623

Hartmannbund
Godesberger Allee 54
53175 Bonn
Tel.: 0228-81040

Kassenärztliche
Bundesvereinigung
Herbert-Lewin-Str. 3
50931 Köln
Tel.: 0221-40050

Marburger Bund
Bundesverband
Riehler Str. 6
50668 Köln
Tel.: 0221-733173

Medico International
Hanauer Landstr. 147
60314 Frankfurt
Tel.: 069-244389

Microsoft Network
Tel.: 0130-814479

Presse- und Informationsamt
der Bundesregierung
Welckestr. 11
53113 Bonn
Tel.: 0228-2089

Sprachberatungsstelle der
Dudenredaktion
Postfach 311
68167 Mannheim
Tel.: 0621-3901426

Statistisches Bundesamt
Gustav-Stresemann-Ring 1
65189 Wiesbaden
Tel.: 0611-751

T-Online
Tel.: 0130-5000

Zentralbibliothek der Medizin
Joseph-Stelzmann-Straße 9
50931 Köln
Tel.: 0221-4785600

Zentralstelle für
Arbeitsvermittlung (ZAV)
Feuerbachstr. 42-46
60325 Frankfurt/MAin
Tel.: 069-71110

Anhang C: Zeitschriftenabkürzungen

Acta Anaesthesiol Scand	Acta Anaesthesiologica Scandinavica
Acta Anat (Basel)	Acta Anatomica
Acta Chem Scand (B)	Acta Chemica Scandinavica Series B
Acta Chir Scand	Acta Chirurgica Scandinavica
Acta Cytol (Baltimore)	Acta Cytologica
Acta Derm Venereol (Stockh)	Acta Dermato-Venereologica
Acta Endocrinol (Copenh)	Acta Endocrinologica
Acta Haematol (Basel)	Acta Haematologica
Acta Med Scand	Acta Medica Scandinavica
Acta Neurochir (Wien)	Acta Neurochirurgica
Acta Neurol Scand	Acta Neurologica Scandinavica
Acta Neuropathol (Berl)	Acta Neuropathologica
Acta Obstet Gynecol Scand	Acta Obstetrica et Gynecologica Scandinavica
Acta Odontol Scand	Acta Odontologica Scandinavica
Acta Ophthalmol (Copenh)	Acta Ophthalmologica
Acta Orthop Scand	Acta Orthopaedica Scandinavica
Acta Otolaryngol (Stockh)	Acta Oto-Laryngologica
Acta Paediatr Scand	Acta Paediatrica Scandinavica
Acta Pathol Microbiol Immunol Scand (B)	Acta Pathologica, Microbiologica, et Immunologica Scandinavica. Section B: Microbiology
Acta Pharmacol Toxicol (Copenh)	Acta Pharmacologica et Toxicologica
Acta Physiol Scand	Acta Physiologica Scandinavica
Acta Psychiatr Scand	Acta Psychiatrica Scandinavica
Acta Radiol	Acta Radiologica
Adv Cancer Res	Advances in Cancer Research
Adv Carbohydr Chem Biochem	Advances in Carbohydrate Chemistry and Biochemistry
Adv Enzymol	Advances in Enzymology and Related Areas of Molecular Biology
Adv Immunol	Advances in Immunology
Adv Protein Chem	Advances in Protein Chemistry
Agents Actions	Agents and Actions

AJNR	AJNR. Amcrican Journal of Neuroradiology
AJR	AJR. American Journal of Roentgenology
Alcoholism (NY)	Alcoholism
Am Heart J	American Heart Journal
Am Ind Hyg Assoc J	American Industrial Hygiene Association Journal
Am J Anat	American Journal of Anatomy
Am J Cardiol	American Journal of Cardiology
Am J Clin Nutr	American Journal of Clinical Nutrition
Am J Clin Pathol	American Journal of Clinical Pathology
Am J Dis Child	American Journal of Diseases of Children
Am J Epidemiol	American Journal of Epidemiology
Am J Gastroenterol	American Journal of Gastroenterology
Am J Hematol	American Journal of Hematology
Am J Hosp Pharm	American Journal of Hospital Pharmacy
Am J Hum Genet	American Journal of Human Genetics
Am J Med	American Journal of Medicine
Am J Med Genet	American Journal of Medical Genetics
Am J Med Sci	American Journal of Medical Sciences
Am J Obstet Gynecol	American Journal of Obstetrics and Gynecology
Am J Ophthalmol	American Journal of Ophthalmology
Am J Orthod	American Journal of Orthodontics
Am J Orthopsychiatry	American Journal of Orthopsychiatry
Am J Pathol	American Journal of Pathology
Am J Phys Anthropol	American Journal of Physical Anthropology
Am J Physiol	American Journal of Physiology
Am J Psychiatry	American Journal of Psychiatry
Am J Public Health	American Journal of Public Health
Am J Surg	American Journal of Surgery
Am J Surg Pathol	American Journal of Surgical Pathology
Am J Trop Med Hyg	American Journal of Tropical Medicine and Hygiene
Am J Vet Res	American Journal of Veterinary Research
Am Rev Respir Dis	American Review of Respiratory Disease
Anaesthesia	Anaesthesia
Anal Biochem	Analytical Biochemistry
Anal Chem	Analytical Chemistry
Analyst	Analyst
Anat Embryol (Berl)	Anatomy and Embryology
Anat Rec	Anatomical Record
Anesth Analg	Anesthesia and Analgesia
Anesthesiology	Anesthesiology
Angiology	Angiology
Ann Allergy	Annals of Allergy
Ann Hum Genet	Annals of Human Genetics
Ann Intern Med	Annals of Internal Medicine
Ann Neurol	Annals of Neurology

Ann NY Acad Sci	Annals of the New York Academy of Sciences
Ann Otol Rhinol Laryngol	Annals of Otology, Rhinology and Laryngology
Ann Rheum Dis	Annals of the Rheumatic Diseases
Ann Surg	Annals of Surgery
Ann Thorac Surg	Annals of Thoracic Surgery
Ann Trop Med Parasitol	Annals of Tropical Medicine and Parasitology
Annu Rev Biochem	Annual Review of Biochemistry
Annu Rev Biophys Biophys Chem	Annual Review of Biophysics and Biophysical Chemistry
Annu Rev Entomol	Annual Review of Entomology
Annu Rev Genet	Annual Review of Genetics
Annu Rev Immunol	Annual Review of Immunology
Annu Rev Med	Annual Review of Medicine
Annu Rev Microbiol	Annual Review of Microbiology
Annu Rev Neurosci	Annual Review of Neuroscience
Annu Rev Pharmacol Toxicol	Annual Review of Pharmacology and Toxicology
Annu Rev Physiol	Annual Review of Physiology
Annu Rev Psychol	Annual Review of Psychology
Antimicrob Agents Chemother	Antimicrobial Agents and Chemotherapy
Appl Environ Microbiol	Applied and Environmental Microbiology
Arch Biochem Biophys	Archives of Biochemistry and Biophysics
Arch Dermatol	Archives of Dermatology
Arch Dermatol Res	Archives of Dermatological Research
Arch Dis Child	Archives of Disease in Childhood
Arch Environ Health	Archives of Environmental Health
Arch Gen Psychiatry	Archives of General Psychiatry
Arch Int Pharmacodyn Ther	Archives Internationales de Pharmacodynamie et de Therapie
Arch Intern Med	Archives of Internal Medicinc
Arch Microbiol	Archives of Microbiology
Arch Neurol	Archives of Neurology
Arch Ophthalmol	Archives of Ophthalmology
Arch Oral Biol	Archives of Oral Biology
Arch Otolaryngol	Archives of Otolaryngology
Arch Pathol Lab Med	Archives of Pathology and Laboratory Medicine
Arch Pharm (Weinheim)	Archiv der Pharmazie
Arch Phys Med Rehabil	Archives of Physical Medicine and Reabilitation
Arch Surg	Archives of Surgery
Arch Toxicol	Archives of Toxicology
Arch Virol	Archives of Virology
Arteriosclerosis	Arteriosclerosis
Arthritis Rheum	Arthritis and Rheumatism
Arzneimittelforschung	Arzneimittel-Forschung
Atherosclerosis	Atherosclerosis
Aust J Biol Sci	Australian Journal of Biological Sciences

Aust J Exp Biol Med Sci	Australian Journal of Experimental Biology and Medical Science
Aust N Z J Med	Australian and New Zealand Journal of Medicine
Aust Vet J	Australian Veterinary Journal
Avian Dis	Avian Diseases
Behav Neural Biol	Behavioral and Neural Biology
Biochem Biophys Res Commun	Biochemical and Biophysical Research Communications
Biochem Genet	Biochemical Genetics
Biochem Int	Biochemistry International
Biochem J	Biochemical Journal
Biochem Med	Biochemical Medicine
Biochem Pharmacol	Biochemical Pharmacology
Biochem Soc Trans	Biochemical Society Transactions
Biochemistry	Biochemistry
Biochim Biophys Acta	Biochimica et Biophysica Acta
Biochimie	Biochimie
Biol Cell	Biology of the Cell
Biol Cybern	Biological Cybernetics
Biol Neonate	Biology of the Neonate
Biol Psychiatry	Biological Psychiatry
Biol Reprod	Biology of Reproduction
Biol Rev	Biological Reviews of the Cambridge Philosophical Society
Biometrics	Biometrics
Bioorg Khim	Bioorganicheskaia Khimiia
Biophys Chem	Biophysical Chemistry
Biophys J	Biophysical Journal
Biopolymers	Biopolymers
Biosci Rep	Bioscience Reports
Blood	Blood
Br Dent J	British Dental Journal
Br Heart J	British Heart Journal
Br J Anaesth	British Journal of Anaesthesia
Br J Cancer	British Journal of Cancer
Br J Clin Pharmacol	British Journal of Clinical Pharmacology
Br J Dermatol	British Journal of Dermatology
Br J Exp Pathol	British Journal of Experimental Pathology
Br J Haematol	British Journal of Haematology
Br J Ind Med	British Journal of Industrial Medicine
Br J Nutr	British Journal of Nutrition
Br J Obstet Gynaecol	British Journal of Obstetrics and Gynaecology
Br J Ophthalmol	British Journal of Ophthalmology
Br J Pharmacol	British Journal of Pharmacology
Br J Psychiatry	British Journalof Psychiatry

Br J Radiol	British Journal of Radiology
Br J Surg	British Journal of Surgery
Br J Urol	British Journal of Urology
Br Med Bull	British Medical Bulletin
Br Med J	British Medical Journal
Brain	Brain
Brain Lang	Brain and Language
Brain Res	Brain Research
Brain Res Bull	Brain Research Bulletin
Bull Environ Contam Toxicol	Bulletin of Environmental Contamination and Toxicology
Bull WHO	Bulletin of the World Health Organization
Calcif Tissue Int	Calcified Tissue International
Can J Anaesth	Canadian Journal of Anaesthesia
Can J Biochem Cell Biol	Canadian Journal of Biochemistry and Cell Biology
Can J Genet Cytol	Canadian Journal of Genetics and Cytology
Can J Microbiol	Canadian Journal of Microbiology
Can J Physiol Pharmacol	Canadian Journal of Physiology and Pharmacology
Can Med Assoc J	Canadian Medical Association Journal
Cancer	Cancer
Cancer Chemother Pharmacol	Cancer Chemotherapy and Pharmacology
Cancer Genet Cytogenet	Cancer Genetics and Cytogenetics
Cancer Immunol Immunother	Cancer Immunology, Immunotherapy
Cancer Lett	Cancer Letters
Cancer Res	Cancer Research
Cancer Treat Rep	Cancer Treatment Reports
Carbohydr Res	Carbohydrate Research
Carcinogenesis	Carcinogenesis
Cardiovasc Res	Cardiovascular Research
Caries Res	Caries Research
Cell	Cell
Cell Biol Int Rep	Cell Biology International Reports
Cell Immunol	Cellular Immunology
Cell Tissue Kinet	Cell and Tissue Kinetics
Cell Tissue Res	Cell and Tissue Research
Chem Biol Interact	Chemico-Biological Interactions
Chem Pharm Bull (Tokyo)	Chemical and Pharmaceutical Bulletin
Chem Phys Lipids	Chemistry and Physics of Lipids
Chest	Chest
Chromosoma	Chromosoma
Ciba Found Symp	Ciba Foundation Symposium
Circ Res	Circulation Research
Circulation	Circulation
Clin Allergy	Clinical Allergy
Clin Chem	Clinical Chemistry

Clin Chim Acta	Clinica Chimica Acta
Clin Endocrinol (Oxf)	Clinical Endocrinology
Clin Exp Immunol	Clinical and Experimental Immunology
Clin Genet	Clinical Genetics
Clin Haematol	Clinics in Haematology
Clin Immunol Immunopathol	Clinical Immunology and Immunopathology
Clin Nephrol	Clinical Nephrology
Clin Orthop	Clinical Orthopaedics and Related Research
Clin Pharmacokinet	Clinical Pharmacokinetics
Clin Pharmacol Ther	Clinical Pharmacology and Therapeutics
Clin Radiol	Clinical Radiology
Clin Sci	Clinical Science
Cold Spring Harbor Symp Quant Biol	Cold Spring Harbor Symposia on Quantitative Biology
Comp Biochem Physiol (A)	Comparative Biochemistry and Physiology. A: Comparative Physiology
Comp Biochem Physiol (B)	Comparative Biochemistry and Physiology. B: Comparative Biochemistry
Comp Biochem Physiol (C)	Comparative Biochemistry and Physiology. C: Comparative Pharmacology and Toxicology
Compr Psychiatry	Comprehensive Psychiatry
Contact Dermatitis	Contact Dermatitis
Contraception	Contraception
Cortex	Cortex
CRC Crit Rev Biochem	CRC Critical Reviews in Biochemistry
Crit Care Med	Critical Care Medicine
Curr Top Microbiol Immunol	Current Topics in Microbiology and Immunology
Cytogenet Cell Genet	Cytogenetics and Cell Genetics
Cytometry	Cytometry
Dermatologica	Dermatologica
Dev Biol	Developmental Biology
Dev Med Child Neurol	Developmental Medicine and Child Neurology
Diabetes	Diabetes
Diabetes Care	Diabetes Care
Diabetologia	Diabetologia
Differentiation	Differentiation
Dig Dis Sci	Digestive Diseases and Sciences
Digestion	Digestion
Dis Colon Rectum	Diseases of the Colon and Rectum
DNA	DNA
Drug Metab Dispos	Drug Metabolism and Disposition
Drugs	Drugs
Dtsch Med Wochenschr	Deutsche Medizinische Wochenschrift
Electroencephalogr Clin Neurophysiol	Electroencephalography and Clinical Neurophysiology

EMBO J	EMBO Journal
Endocr Rev	Endocrine Reviews
Endocrinology	Endocrinology
Environ Health Perspect	Environmental Health Perspectives
Environ Mol Mutagen	Environmental and Molecular Mutagenesis
Environ Res	Environmental Research
Epilepsia	Epilepsia
Eur Heart J	European Heart Journal
Eur J Appl Physiol	European Journal of Applied Physiology and Occupational Physiology
Eur J Biochem	European Journal of Biochemistry
Eur J Cancer Clin Oncol	European Journal of Cancer and Clinical Oncology
Eur J Cell Biol	European Journal of Cell Biology
Eur J Clin Invest	European Journal of Clinical Investigation
Eur J Clin Microbiol	European Journal of Clinical Microbiology
Eur J Clin Pharmacol	European Journal of Clinical Pharmacology
Eur J Immunol	European Journal of Immunology
Eur J Pediatr	European Journal of Pediatrics
Eur J Pharmacol	European Journal of Pharmacology
Eur J Respir Dis	European Journal of Respiratory Diseases
Exp Brain Res	Experimental Brain Research
Exp Cell Res	Experimental Cell Research
Exp Eye Res	Experimental Eye Research
Exp Hematol	Experimental Hematology
Exp Mol Pathol	Experimental and Molecular Pathology
Exp Neurol	Experimental Neurology
Exp Parasitol	Experimental Parasitology
Experientia	Experientia
Faraday Discuss Chem Soc	Faraday Discussions of the Chemical Society
FEBS Lett	FEBS Letters
Fertil Steril	Fertility and Sterility
Food Chem Toxicol	Food and Chemical Toxicology
Gastroenterol Clin Biol	Gastroenterologie Clinique et Biologique
Gastroenterology	Gastroenterology
Gastrointest Endosc	Gastrointestinal Endoscopy
Gen Comp Endocrinol	General and Comparative Endocrinology
Gene	Gene
Genet Res	Genetical Research
Genetics	Genetics
Gut	Gut
Gynecol Oncol	Gynecologic Oncology
Headache	Headache
Health Phys	Health Physics
Hear Res	Hearing Research
Hepatology	Hepatology

Hereditas	Hereditas
Heredity (Edinburgh)	Heredity
Histochem J	Histochemical Journal
Histochemistry	Histochemistry
Histopathology	Histopathology
Horm Behav	Hormones and Behavior
Horm Metab Res	Hormone and Metabolic Research
Hosp Community Psychiatry	Hospital and Community Psychiatry
Hum Genet	Human Genetics
Hum Immunol	Human Immunology
Hum Pathol	Human Pathology
Hypertension	Hypertension
IEEE Trans Biomed Eng	IEEE Transactions on Biomedical Engineering
Immunogenetics	Immunogenetics
Immunol Rev	Immunological Reviews
Immunology	Immunology
In Vitro Cell Dev Biol	In Vitro Cellular and Developmental Biology
Infect Immun	Infection and Immunity
Int Arch Allergy Appl Immunol	International Archives of Allergy and Applied Immunology
Int J Appl Radiat Isot	International Journal of Applied Radiation and Isotopes
Int J Biochem	International Journal of Biochemistry
Int J Cancer	International Journal of Cancer
Int J Lepr Other Mycobact Dis	International Journal of Leprosy and other Myobacterial Diseases
Int J Parasitol	International Journal for Parasitology
Int J Pept Protein Res	International Journal of Peptide and Protein Research
Int J Radiat Biol	International Journal of Radiation Biology and Related Studies in Physics, Chemistry and Medicine
Int J Radiat Oncol Biol Phys	International Journal of Radiation Oncology, Biology, Physics
Int Rev Cytol	International Review of Cytology
Invest Ophthalmol Vis Sci	Investigative Ophthalmology and Visual Science
Invest Radiol	Investigative Radiology
J Acoust Soc Am	Journal of the Acoustical Society of America
J Allergy Clin Immunol	Journal of Allergy and Clinical Immunology
J Am Acad Child Adolesc Psychiatry	Journal of the American Academy of Child and Adolescent Psychiatry
J Am Acad Dermatol	Journal of the American Academy of Dermatology
J Am Coll Cardiol	Journal of the American College of Cardiology
J Am Dent Assoc	Journal of the American Dental Association
J Am Diet Assoc	Journal of the American Dietetic Association
J Am Geriatr Soc	Journal of the American Geriatrics Society
J Am Vet Med Assoc	Journal of the American Veterinary Medical

J Anat	Association
J Anim Sci	Journal of Anatomy
J Antibiot (Tokyo)	Journal of Animal Science
J Antimicrob Chemother	Journal of Antibiotics
J Appl Bacteriol	Joumal of Antimicrobial Chemotherapy
J Appl Physiol	Journal of Applied Bacteriology
J Bacteriol	Journal of Applied Physiology
J Biochem (Tokyo)	Journal of Bacteriology
J Biol Chem	Journal of Biochemistry
J Biomech	Journal of Biological Chemistry
J Biomed Mater Res	Journal of Biomechanics
J Bone Joint Surg (Am)	Journal of Biomedical Materials Research
J Bone Joint Surg (Br)	Journal of Bone and Joint Surgery. American Volume
J Cardiovasc Pharmacol	Journal of Bone and Joint Surgery. British Volume
J Cell Biochem	Journal of Cardiovascular Pharmacology
J Cell Biol	Journal of Cellular Biochemistry
J Cell Physiol	Journal of Cell Biology
J Cell Sci	Journal of Cellular Physiology
J Cereb Blood Flow Metab	Journal of Cell Science
J Chromatogr	Journal of Cerebral Blood Flow and Metabolism
J Chromatogr Sci	Journal of Chromatography
J Chronic Dis	Journal of Chromatographic Science
J Clin Chem Clin Biochem	Journal of Chronic Diseases
	Journal of Clinical Chemistry and Clinical
J Clin Endocrinol Metab	Biochemistry
J Clin Immunol	Journal of Clinical Endocrinology and Metabolism
J Clin Invest	Journal of Clinical Immunology
J Clin Microbiol	Journal of Clinical Investigation
J Clin Oncol	Journal of Clinical Microbiology
J Clin Pathol	Journal of Clinical Oncology
J Clin Periodontol	Journal of Clinical Pathology
J Clin Pharmacol	Journal of Clinical Periodontology
J Clin Psychiatry	Journal of Clinical Pharmacology
J Comp Neurol	Journal of Clinical Psychiatry
J Comp Pathol	Journal of Comparative Neurology
J Comput Assist Tomogr	Journal of Comparative Pathology
J Dairy Res	Journal of Computer Assisted Tomography
J Dairy Sci	Journal of Dairy Research
J Dent Res	Journal of Dairy Science
J Econ Entomol	Journal of Dental Research
J Embryol Exp Morphol	Journal of Economic Entomology
	Journal of Embryology and Experimental
J Endocrinol	Morphology
J Exp Anal Behav	Journal of Endocrinology
J Exp Biol	Journal of the Experimental Analysis of Behavior

J Exp Med	Journal of Experimental Biology
J Exp Zool	Journal of Experimental Medicine
J Gen Microbiol	Journal of Experimental Zoology
J Gen Physiol	Journal of General Microbiology
J Gen Virol	Journal of General Physiology
J Gerontol	Journal of General Virology
J Hered	Journal of Gerontology
J Histochem Cytochem	Journal of Heredity
J Hyg (Lond)	Journal of Histochemistry and Cytochemistry
J Hypertens	Journal of Hygiene
J Immunol	Journal of Hypertension
J Immunol Methods	Journal of Immunology
J Infect Dis	Journal of Immunological Methods
J Invertebr Pathol	Journal of Infectious Diseases
J Invest Dermatol	Journal of Invertebrate Pathology
J Lab Clin Med	Journal of Investigative Dermatology
J Lipid Res	Journal of Laboratory and Clinical Medicine
J Med Chem	Journal of Lipid Research
J Med Educ	Journal of Medicinal Chemistry
J Med Entomol	Journal of Medical Education
J Med Genet	Journal of Medical Entomology
J Med Microbiol	Journal of Medical Genetics
J Med Virol	Joumal of Medical Microbiology
J Membr Biol	Journal of Medical Virology
J Microsc	Journal of Membrane Biology
J Mol Biol	Journal of Microscopy
J Mol Cell Cardiol	Journal of Molecular Biology
J Mol Evol	Journal of Molecular and Cellular Cardiology
J Morphol	Journal of Molecular Evolution
J Nerv Ment Dis	Journal of Morphology
J Neural Transm	Journal of Nervous and Mental Disease
J Neurochem	Journal of Neural Transmission
J Neurocytol	Journal of Neurochemistry
J Neurol Neurosurg Psychiatry	Journal of Neurocytology
J Neurol Sci	Journal of Neurology, Neurosurgery and Psychiatry
J Neuropathol Exp Neurol	Journal of the Neurological Sciences
	Journal of Neuropathology and Experimental
J Neurophysiol	Neurology
J Neurosci Methods	Journal of Neurophysiology
J Neurosci Res	Journal of Neuroscience Methods
J Neurosurg	Journal of Neuroscience Research
J Nucl Med	Journal of Neurosurgery
J Nutr	Journal of Nuclear Medicine
J Occup Med	Journal of Nutrition
J Opt Soc Am (A)	Journal of Occupational Medicine

J Oral Maxillofac Surg
J Parasitol
J Pathol
J Pediatr
J Pediatr Surg
J Periodont Res
J Periodontol
J Pharm Pharmacol
J Pharm Sci
J Pharmacokinet Biopharm
J Pharmacol Exp Ther

J Physiol (Lond)
J Physiol (Paris)
J Prosthet Dent
J Protozool
J Psychosom Res
J R Soc Med
J Reprod Fertil
J Reprod Med
J Rheumatol
J Steroid Biochem
J Stud Alcohol
J Surg Res
J Theor Biol
J Thorac Cardiovasc Surg
J Toxicol Environ Health
J Trauma
J Ultrasound Med
J Ultrastruct Res
J Urol
J Virol
JAMA
JNCI
JPEN J Parenter Enteral Nutr
Jpn J Cancer Res
Jpn J Pharmacol
Jpn J Physiol
Kidney Int
Klin Wochenschr
Lab Invest
Lancet
Laryngoscope
Leuk Res
Life Sci

Journal of the Optical Society of America. Part A. Optics and Image Science
Journal of Oral and Maxillofacial Surgery
Journal of Parasitology
Journal of Pathology
Journal of Pediatrics
Journal of Pediatric Surgery
Journal of Periodontal Research
Journal of Periodontology
Journal of Pharmacy and Pharmacology
Journal of Pharmaceutical Sciences
Journal of Pharmacokinetics and Biopharmaceutics
Journal of Pharmacology and Experimental Therapeutics
Journal of Physiology
Journal de Physiologie
Journal of Prosthetic Dentistry
Journal of Protozoology
Journal of Psychosomatic Research
Journal of the Royal Society of Medicine
Journal of Reproduction and Fertility
Journal of Reproductive Medicine
Journal of Rheumatology
Journal of Steroid Biochemistry
Journal of Studies on Alcohol
Journal of Surgical Research
Journal of Theoretical Biology
Journal of Thoracic and Cardiovascular Surgery
Journal of Toxicology and Environmental Health
Journal of Trauma
Journal of Ultrasound in Medicine
Journal of Ultrastructure Research
Journal of Urology
Journal of Virology
JAMA
JNCI. Journal of the National Cancer Institute
JPEN. Journal of Parenteral and Enteral Nutrition
Japanese Journal of Cancer Research
Japanese Journal of Pharmacology
Japanese Journal of Physiology
Kidney International
Klinische Wochenschrift
Laboratory Investigation
Lancet
Laryngoscope

Lipids
Mayo Clin Proc
Mech Ageing Dev
Med Care
Med Clin North Am
Med J Aust
Med Phys
Med Sci Sports Exerc
Medicine (Baltimore)
Metabolism
Methods Enzymol
MGG
Microbiol Rev
Microvasc Res
MMWR
Mol Biochem Parasitol
Mol Cell Biochem
Mol Cell Biol
Mol Cell Endocrinol
Mol Immunol
Mol Pharmacol
Muscle Nerve
Mutat Res
N Engl J Med
Nature
Naturwissenschaften
Naunyn Schmiedebergs Arch Pharmacol
Nephron
Neurochem Res
Neuroendocrinology
Neurology
Neuropharmacology
Neuropsychologia
Neuroradiology
Neurosci Biobehav Rev
Neurosci Lett
Neuroscience
Neurosurgery
Nucleic Acids Res
NZ Med J
Obstet Gynecol
Ophthalmology
Oral Surg Oral Med Oral Pathol
Pain

Leukemia Research
Life Sciences
Lipids
Mayo Clinic Proceedings
Mechanisms of Ageing and Development
Medical Care
Medical Clinics of North America
Medical Journal of Australia
Medical Physics
Medicine and Science in Sports and Exercise
Medicine
Metabolism: Clinical and Experimental
Methods in Enzymology
MGG. Molecular and General Genetics
Microbiological Reviews
Microvascular Research
MMWR. Morbidity and Mortality Weekly Report
Molecular and Biochemical Parasitology
Molecular and Cellular Biochemistry
Molecular and Cellular Biology
Molecular and Cellular Endocrinology
Molecular Immunology
Molecular Pharmacology
Muscle and Nerve
Mutation Research
New England Journal of Medicine
Nature
Naturwissenschaften
Naunyn-Schmiedebergs Archives of Pharmacology

Nephron
Neurochemical Research
Neuroendocrinology
Neurology
Neuropharmacology
Neuropsychologia
Neuroradiology
Neuroscience and Biobehavioral Reviews
Neuroscience Letters
Neuroscience
Neurosurgery
Nucleic Acids Research
New Zealand Medical Journal
Obstetrics and Gynecology
Ophthalmology

Parasitology
Pediatr Clin North Am
Pediatr Infect Dis J
Pediatr Res
Pediatrics
Peptides
Pflugers Arch
Pharmacol Biochem Behav
Pharmacol Rev
Pharmacol Ther
Pharmacology
Philos Trans R Soc Lond (Biol)

Phys Med Biol
Physiol Behav
Physiol Rev
Planta Med
Plasmid
Plast Reconstr Surg
Postgrad Med J
Poult Sci
Presse Med
Prev Med
Proc Natl Acad Sci USA

Proc Nutr Soc
Proc R Soc Lond (Biol)

Proc Soc Exp Biol Med

Prog Biophys Mol Biol
Prog Brain Res
Prog Cardiovasc Dis
Prog Neurobiol
Prostaglandins
Prostaglandins Leukotrienes Med
Psychiatry Res
Psychol Bull
Psychol Med
Psychol Rev
Psychopharmacol Bull
Psychopharmacology (Berlin)
Psychophysiology
Psychosom Med

Oral Surgery, Oral Medicine, Oral Pathology
Pain
Parasitology
Pediatric Clinics of North America
Pediatric Infectious Disease Journal
Pediatric Research
Pediatrics
Peptides
Pflügers Archiv. European Journal of Physiology
Pharmacology, Biochemistry and Behavior
Pharmacological Reviews
Pharmacology and Therapeutics
Pharmacology
Philosophical Transactions of the Royal Society of London. Series B: Biological Sciences
Physics in Medicine and Biology
Physiology and Behavior
Physiological Reviews
Planta Medica
Plasmid
Plastic and Reconstructive Surgery
Postgraduate Medical Journal
Poultry Science
Presse Médicale
Preventive Medicine
Proceedings of the National Academy of Sciences of the United States of America
Proceedings of the Nutrition Society
Proceedings of the Royal Society of London. Series B: Biological Sciences
Proceedings of the Society for Experimental Biology and Medicine
Progress in Biophysics and Molecular Biology
Progress in Brain Research
Progress in Cardiovascular Diseases
Progress in Neurobiology
Prostaglandins
Prostaglandins Leukotrienes and Medicine

Psychiatry Research
Psychological Bulletin
Psychological Medicine
Psychological Review
Psychopharmacology Bulletin
Psychopharmacology

Public Health Rep
Q J Exp Physiol
Q J Med
Q Rev Biol
Radiat Res
Radiology
Regul Pept
Res Commun Chem Pathol
  Pharmacol
Res Vet Sci
Respir Physiol
Rev Infect Dis
Rev Neurol (Paris)
ROFO

S Afr Med J
Scan Electron Microsc
Scand J Clin Lab Invest

Scand J Dent Res
Scand J Gastroenterol
Scand J Haematol
Scand J Immunol
Scand J Infect Dis
Schizophr Bull
Sci Am
Sci Total Environ
Science
Semin Haematol
Semin Oncol
Somatic Cell Mol Genet
Spine
Stain Technol
Stroke
Surg Clin North Am
Surg Gynecol Obstet
Surg Neurol
Surgery
Teratology
Theor Popul Biol
Thorax
Thromb Haemost
Thromb Res
Tissue Antigens
Tissue Cell

Psychophysiology
Psychosomatic Medicine
Public Health Reports
Quarterly Journal of Experimental Physiology
Quarterly Journal of Medicine
Quarterly Review of Biology
Radiation Research
Radiology
Regulatory Peptides
Research Communications in Chemical Pathology
  and Pharmacology
Research in Veterinary Sciences
Respiration Physiology
Reviews of Infectious Diseases
Revue Neurologique
ROF0: Fortschritte auf dem Gebiete der
  Röntgenstrahlen und der Nuklearmedizin
South African Medical Journal
Scanning Electron Microscopy
Scandinavian Journal of Clinical and Laboratory
  Investigation
Scandinavian Journal of Dental Research
Scandinavian Journal of Gastroenterology
Scandinavian Journal of Haematology
Scandinavian Journal of Immunology
Scandinavian Journal of Infectious Diseases
Schizophrenia Bulletin
Scientific American
Science of the Total Environment
Science
Seminars in Haematology
Seminars in Oncology
Somatic Cell and Molecular Genetics
Spine
Stain Technology
Stroke
Surgical Clinics of North America
Surgery, Gynecology and Obstetrics
Surgical Neurology
Surgery
Teratology
Theoretical Population Biology
Thorax
Thrombosis and Haemostasis
Thrombosis Research

Toxicol Appl Pharmacol
Toxicol Lett
Toxicology
Toxicon
Trans R Soc Trop Med Hyg

Transfusion
Transplant Proc
Transplantation
Ultramicroscopy
Ultrasound Med Biol
Urology
Usp Fiziol Nauk
Vet Pathol
Vet Rec
Virchows Arch (A)

Virchows Arch (Cell Pathol)
Virology
Vision Res
Vox Sang
West J Med
WHO Tech Rep Ser
World J Surg
Xenobiotica
Z Naturforsch (C)

Tissue Antigens
Tissue and Cell
Toxicology and Applied Pharmacology
Toxicology Letters
Toxicology
Toxicon
Transactions of the Royal Society of Tropical Medicine and Hygiene
Transfusion
Transplantation Proceedings
Transplantation
Ultramicroscopy
Ultrasound in Medicine and Biology
Urology
Uspekhi Fiziologicheskikh Nauk
Veterinary Pathology
Veterinary Record
Virchows Archiv. A. Pathological Anatomy and Histopathology
Virchows Archiv. B. Cell Pathology
Virology
Vision Research
Vox Sanguinis
Western Journal of Medicine
World Health Organisation Technical Report Series
World Journal of Surgery
Xenobiotica
Zeitschrift für Naturforschung. Section C. Biosciences

Sachverzeichnis